LES MÉDICAMENTS GÉNÉRIQUES

Fereshteh Barei

Les médicaments génériques

L'évolution d'un produit copié vers une version innovante

L'Harmattan

5-7, rue de l'École-Polytechnique, 75005 Paris

http://www.editions-harmattan.fr

ISBN : 978-2-343-15467-1
EAN : 9782343154671

Sommaire

Préface

Face à la hausse globale des frais de santé, les médicaments génériques sont présentés comme une alternative réduisant les dépenses des systèmes de santé. Pourtant l'apparition d'une génération de compagnies génériques qui se lance dans la production de produits pharmaceutiques innovants est restée dans l'ombre. Cette génération tente d'améliorer stimuler le débat sur le modèle de l'innovation R&D (recherche et développement).

Des payeurs, consommateurs, patients mieux informés, et plus connectés ont de nouvelles attentes de leur traitement pharmaceutique. Ils cherchent des avantages thérapeutiques à un prix raisonnable, de plus ils veulent participer à la conception de nouveaux produits mieux adaptés à leurs besoins avec le minimum d'effets secondaires, en conséquence les entreprises pharmaceutiques génériques lèvent le défi d'innover à leur tour. Elles essayent de réinventer la dynamique de l'innovation au sein des groupes pharmaceutiques.

Aujourd'hui la définition de la qualité des produits, jugés et évalués par le patient, contribue à l'évolution de l'industrie du médicament générique. Anticiper l'avenir de l'industrie pharmaceutique générique passe par la ***co-innovation*[2] *et open innovation.***

Paris Juin 2018

---

[2] L'innovation collaborative

Introduction

Le rôle de grands laboratoires pharmaceutiques dans le domaine de l'innovation pharmaceutique a changé au cours des deux dernières décennies. Les entreprises continuent à s'éloigner du modèle traditionnel de la R&D, vers l'adoption et la mise en œuvre de pratique de l'open innovation[3] et l'alliance stratégique.

Les nouvelles approches dans la R&D et la « fabrication » de l'innovation pharmaceutique ajoutent de la flexibilité et réduisent les risques, en utilisant les nouvelles technologies impliquées dans la fabrication des médicaments. En utilisant les nouvelles plateformes technologiques, les fabricants du médicament ont la possibilité de développer les nouvelles molécules avec plus de précision en diminuant le risque d'échec, en améliorant la formulation, et en évaluant le taux d'impureté du produit. Ceci tient compte d'une évaluation à plusieurs niveaux de la sécurité et de l'efficacité des produits pharmaceutiques.

Le processus de découverte d'un médicament actuel doit changer radicalement pour répondre aux besoins de la société et des patients au 21e siècle. L'intelligence artificielle et l'apprentissage automatique[4] offrent une réelle occasion de mieux organiser et d'améliorer l'efficacité de la R&D.

---

[3] *Open innovation* ou l'innovation ouverte est un mode d'innovation basé sur le **partage**, la **coopération** entre entreprises, dans un climat d'échanges, d'ouverture et de confiance. (Cherbourg 2003)

[4] Machine learning

Les bénéfices à long terme des nouvelles méthodes ne permettront pas seulement une meilleure efficacité, et un meilleur retour sur investissement, mais aussi une augmentation substantielle de la délivrance de nouveaux médicaments pour les maladies graves. Mais jusqu'où peut aller l'innovation stratégique dans les entreprises pharmaceutiques génériques ?

Environnement de recherche

L'industrie pharmaceutique est mondialement reconnue pour son caractère innovant. En effet, elle doit répondre à une demande constante de produits innovants. Les médicaments ont pour mission de sauver et d'améliorer les conditions de vie ou d'agir comme soins préventifs. Or depuis quelques années cette attente des patients/consommateurs n'est plus entièrement satisfaite. La force innovante des B*ig Pharma* paraît être en phase de ralentissement voire même de stagnation. Alors, d'où viendra la prochaine vague tant espérée de l'innovation des produits pharmaceutiques ?

Le bilan de l'industrie pharmaceutique des 50 dernières années est exemplaire en matière d'innovation, cependant celle-ci se trouve aujourd'hui confrontée à un niveau important de risques et d'incertitudes d'une part et d'autre part doit faire face à un véritable changement structurel.

Le marché de l'industrie pharmaceutique est en perpétuelle évolution. On peut par exemple mentionner l'évolution des politiques de santé, la régulation des prix, les changements démographiques, la maturité des marchés et une concurrence accrue, autant de modifications contextuelles qui ont imposée des changements internes au sein de l'industrie pharmaceutique.

Ces facteurs externes ont en effet influencé les systèmes de gestion des compagnies pharmaceutiques. On assiste par exemple à l'extériorisation de fonctions précédemment gérées en interne, à la mise en place de partenariats stratégiques, de stratégies d'ouverture qui témoignent peut-être d'une tendance et d'une volonté de s'éloigner du modèle traditionnel de l'innovation fermée. (Alliance Bernstein 2005). En conséquence de cette évolution, un changement est imposé au système de management traditionnel utilisé par les industriels.

Entre 2001 et 2011, au sein des plus grandes sociétés pharmaceutiques, la R&D présentait des signes de faiblesse alarmants, de la phase I jusqu'à la phase III. Ainsi, depuis 2008, plus de 50% de grandes entreprises pharmaceutiques ont externalisé leurs activités de recherche. (Arrowsmith, 2012).

Chapitre 1
Les fabricants des médicaments génériques face aux nouveaux rôles

Quelle place pour les génériques dans ce contexte?

À côté de l'industrie pharmaceutique innovante et originale, la place de l'industrie pharmaceutique générique, notamment dans les débats sur le coût de la politique de santé est très importante puisqu'elle a permis l'émergence de fournisseurs proposant des produits pharmaceutiques à des prix modérés et abordables. Par ailleurs, les génériqueurs sont considérés comme des entreprises intéressées par le faible coût de la production et par leur manque de vision innovante.

Parallèlement, **sous la pression de trop nombreuse concurrente, de la baisse des prix et des marges étroites, avec les changements de la réglementation et de la politique de remboursement, avec la baisse du nombre de produits innovants et l'émergence de l'industrie biotechnologie, de nombreux fabricants de médicaments génériques ont beaucoup de difficultés à préserver leur part de marché actuel.** (La Perche B. et al. 2008)

Les petites et moyennes compagnies de médicaments génériques, et même les grandes entreprises pharmaceutiques génériques comme TEVA et Sandoz, cherchent à développer de nouveaux modèles de gestion pour faire face à ces changements.

De plus, il convient de préciser que le marché international a fortement évolué et que l'on est bien loin du contexte effervescent des années 80 occasionné par la loi américaine Hatch-Waxman.

En raison de tous ces facteurs, l'industrie pharmaceutique générique est contrainte d'adopter de nouvelles approches pour assurer sa durabilité. De plus, avec la baisse du nombre de nouveaux produits mis sur le marché, atteindre le chiffre d'affaires des médicaments phares, est devenu un vrai challenge. (Grabowski 2011)

Si dans les années 2000-2005, certaines compagnies de médicaments génériques se sont impliquées dans la recherche et l'innovation pour produire de nouvelles entités chimiques et de nouveaux systèmes d'administration de médicaments, dans le but de bénéficier des mêmes avantages sur les prix que les grandes firmes innovantes, aujourd'hui, ce positionnement est devenu obligatoire et nécessaire. Pourtant, les stratégies permettant de réussir dans la R&D innovante sont très différentes de celles qui ont jusque-là été utilisées pour les médicaments génériques. (Kermani 2004).

Au passé, l'innovation radicale a transformé le marché des produits pharmaceutiques, alors que les firmes pharmaceutiques d'aujourd'hui tentent d'innover d'une façon moins coûteuse, dans un temps plus court et en vue d'atteindre un produit radicalement nouveau.

L'époque où tous les fabricants de génériques visaient à se concentrer exclusivement sur le développement des médicaments génériques faciles à produire est révolue. (Christensen, 2004).

Les changements dans le modèle classique des médicaments génériques sont associés à plusieurs phénomènes et pressions, voici les principaux :

L'augmentation du coût de R&D et la baisse des résultats innovants dans le *Big Pharma*[5]

L'industrie pharmaceutique originale est dépendante des flux continus de nouveaux produits, résultant de la R&D, afin de maintenir leur position concurrentielle. (Outsourcing R&D in the pharmaceutical Industry, Piachaud, 2004). L'appauvrissement des pipelines et les difficultés de mise sur le marché des médicaments innovants, ainsi que le vieillissement des portefeuilles produits deviennent problématiques pour les industriels et suscitent de nombreuses inquiétudes.

Le modèle classique de R&D est devenu très coûteux. Le prix du développement des médicaments a augmenté en raison de la complexité de la recherche pré-clinique et de la hausse des exigences réglementaires au cours de la phase de développement et des essais cliniques. Ces deux facteurs réunis ont fait augmenter le coût moyen estimé par médicament. Il est passé de 318 millions de dollars en 1987 à 802 millions de dollars en 2000 et à 1,2 milliards de dollars en 2007 (Rasmussen, 2007;DiMasi, Hansen, et Grabowski, 2003).

À ce stade nous pouvons nous interroger s'il n'est pas devenu nécessaire de mettre en place un nouveau modèle de R&D assurant les «*outputs*»[6] tout en réduisant et en minimisant le risque d'échec de nouveaux produits. La restructuration du modèle classique de l'innovation et de la R&D permettrait une diminution du risque et une réduction des coûts de fabrication et du temps de mise sur le marché. Il s'agit aussi de restructurer la proposition de

[5] Les grands laboratoires pharmaceutiques (les « big pharmas »)

[6] Output of the system : Le résultat, le fruit de l'investissement

valeur, d'augmenter la crédibilité et de se différencier avec un nouveau portefeuille produit. (Baudelet, 1997)

La question de la capacité des fabricants des médicaments génériques à innover est ainsi d'actualité. Sont-ils en mesure d'innover? (Sampath, 2006). Bien que l'exemple de nombreuses entreprises pharmaceutiques génériques existant sur le marché permet de l'affirmer, de nouvelles alliances sont nécessaires pour fournir les ressources financières que requièrent les exigences techniques et de marketing.

Bien que l'on constate de forts investissements dans les *pipelines* et dans les nouvelles technologies, il n'existe toujours pas de **recette miracle** pour commercialiser un «Blockbuster »[7] ou pour découvrir un médicament phare.

De nombreuses firmes pharmaceutiques ont restructuré leur processus de R&D en adoptant une nouvelle approche et se concentrent d'une part sur les produits à valeur ajoutée et d'autre part, sur le « *repositioning* »[8] ou sur le lancement des biosimilaires ou les produits de niches.

Les stratégies de R&D ont également évolué grâce aux progrès de la technologie, au développement de la statistique analytique, à la bioinformatique, à l'expansion du commerce électronique ainsi qu'à la mondialisation des bases de données d'essais cliniques. L'impact de la baisse

---

[7] Un blockbuster, est un médicament générant un chiffre d'affaire très important : Source ANSM,*ansm.sante.fr/.../8dd5cfcd142cb21b2170e8bcd96261*

[8] Drug repositioning (also known as Drug repurposing, Drug re-profiling, Therapeutic switching and Drug re-tasking) is the application of known drugs and compounds new indications, Sleigh SH, Barton CL (2010). "Repurposing Strategies for Therapeutics".*Pharm Med*24 (3): 151–159.

des prix sur la recherche est également très significatif. Selon une simulation de l'effet de la réglementation des prix, cela aurait un impact sur les investissements dans le secteur de la R&D avec une baisse entre 23 et 33% (Jessup A, 2012).

La période post- « patent cliff »

La période qui a suivi le « patent cliff » s'est caractérisée par une baisse significative des possibilités, ce qui amène aujourd'hui l'industrie générique à se réorienter. Un nouveau challenge se présente alors pour ces entreprises : Comment s'adapter à la pénurie de l'innovation radicale ?

Cette industrie, depuis les vingt dernières années, a été témoin d'une évolution importante. La fin du phénomène « *patent cliff* » s'avère difficile, le nombre de concurrents a considérablement augmenté, les marchés dans les pays développés sont devenus matures et les grandes firmes pharmaceutiques ont créé leurs propres filiales génériques. L'émergence de l'innovation dans l'industrie du médicament générique a sans doute un lien important avec les résultats du « *patent cliff* ». Ces résultats ont abouti à une nette augmentation des ventes. Cependant, après 2016, de moins en moins de brevets de médicaments-phares vont tomber dans le domaine public et le taux de CAGR risque de diminuer. Les prix à la baisse, soutenus par les payeurs et les gouvernements, devront maintenir la croissance de l'industrie à l'avenir. De plus, l'industrie pharmaceutique originale déploie une grande diversité de stratégies pour lutter contre l'émergence (ou la concurrence ?) des médicaments génériques. Le partenariat stratégique, parmi les génériqueurs, devrait être revisité dans la période post brevet, et les acteurs du générique devront se rapprocher du prochain « *patent cliff* » avec prudence en proposant de nouvelles stratégies. (Bioassociate, 2012)

Pour la plupart des entreprises touchées par les problématiques du *post-patent cliff arena*, les portefeuilles actuels ne sont pas en mesure de compenser les pertes. En conséquence, les restructurations se multiplient dans le secteur afin d'une part de réduire les coûts, de faire émerger de nouvelles structures et d'autre part d'accueillir des scénarios similaires. (A.D. Little, 2001)

Parmi toutes les stratégies mises en œuvre par les entreprises pharmaceutiques génériques, on observe surtout des approches beaucoup plus individualisées et novatrices en matière de commercialisation et dans le choix de leur portefeuille produits.

De surcroît, en appliquant une stratégie centrée sur la satisfaction du patient et sur la qualité du produit, l'industrie pharmaceutique générique essaye d'offrir de nouveaux produits moins risqués et plus rentables.

La baisse des prix des produits pharmaceutiques génériques

L'industrie du médicament générique tente de devenir indépendante de l'industrie du médicament original et innovant. Plusieurs raisons poussent cette industrie. Des facteurs comme : les faibles marges de prix, la politique gouvernementale visant à baisser les prix, les changements dans les systèmes de remboursement et le « *tendering*[9] »,

---

[9]In an effort to contain costs, governments have begun to implement tendering processes for acquiring medications to be listed on public drug plans.
Tendering is a process in which government, as payer, negotiates the lowest price for a pharmaceutical drug[1]. In exchange for this low

sont associées à la motivation de ce changement stratégique.

L'argument des prix bas n'est pas suffisamment convaincant

Aujourd'hui, le succès d'un produit est déterminé par les avantages que celui-ci est censé proposer par rapport aux produits existants et aux besoins cliniques du patient. L'argument du prix bas, surtout dans les pays développés avec une couverture générale, n'est pas suffisant pour attirer le maximum de consommateurs et gagner la confiance des parties prenantes (assurances, patients, investisseurs).

Les changements du côté de la demande

On assiste à un vieillissement de la population et donc à une forte demande en médicaments innovants répondant aux besoins médicaux non satisfaits, ainsi qu'à une nouvelle génération de patients « connectés » et mieux informés, avec une meilleure connaissance des maladies et des traitements.

---

price, the supplier of the drug gets their product listed on the public drug plan. Often, the lowest bidder becomes the sole tender meaning their drug is the only one available in an entire class of drugs (such as statins) to patients on the public drug plan.
Sole product tendering is particularly problematic for patients when it is done across a class of drugs as it results in a form of therapeutic substitution. In these cases, patients are forced to switch from the drug prescribed by their doctor to another drug that is chemically different from the one they were prescribed. In some cases, patients have been forced to switch numerous times as governments re-negotiate their contracts and award different companies sole tender.

Le patient, même s'il a toujours été le bénéficiaire final des produits de santé, n'avait auparavant qu'un faible poids auprès des laboratoires et des médecins. Ceci a considérablement changé au cours des dernières années et ce pour plusieurs raisons. Tout d'abord, l'essor des technologies de l'information et l'accès à la connaissance ont permis aux patients d'être mieux pris en compte. Les associations de patients sont de plus en plus consultées tant par les industriels que par les gouvernements. Les consommateurs refusent les traitements dont l'efficacité n'est pas validée par les autres patients. En parallèle, l'avènement de la médecine personnalisée a placé le patient au cœur de la stratégie de produit dans de nombreux pays.

L'heure des thérapies à faible coût touche à sa fin, compte tenu des nouvelles données sur les risques individuels, la prédisposition aux effets secondaires et l'efficacité des traitements. (Farquhar I, Summers K, Sorkin A, 2008).

Toutes les études de l'innovation technologique soulignent l'importance de la spécificité de **la demande** dans la réussite de nouveaux produits. En d'autres termes, il est nécessaire d'adapter les produits en fonction du profil et des besoins d'utilisateurs. (Rothwell, 1977; Cooper, 1980) Cela implique la nécessité, pour les entreprises qui se réclament innovantes de faire un effort afin de mieux analyser le marché en vue d'établir un ensemble optimal représentant le besoin de l'utilisateur pour le dossier de conception de nouveaux produits.

La fusion, l'acquisition et les alliances accélérées

Ces types de changements dans la structure des entreprises pharmaceutiques génériques américaines et européennes exercent une forte pression sur les petits concurrents, pour qui la meilleure chance de survie face à la guerre des prix réside peut-être dans la découverte de méthodes innovantes. Parallèlement, de nouvelles réglementations aux États-Unis et en Europe pourraient plafonner les prix de ces produits. Les entreprises pharmaceutiques génériques américaines, telles qu'*Impax Laboratoires Inc*, *Salut-Tech Pharmacal Co Inc* et *Stada Europe*, sont soumises aujourd'hui à une forte pression du fait des changements qui opèrent sur le marché. (GENERICS bulletin, June 2013)

Les deux compagnies génériques qui ont changé leur *business model* sont : *Teva,* le plus grand fabricant mondial de médicaments génériques, ayant acheté *Ratiopharm* en 2010 pour 3,6 milliards d'euros, et *Mylan*, qui a considérablement élargi sa présence internationale grâce à l'achat de *KGaA*. Une même stratégie est avancée dans leurs rapports annuels respectifs, celle de la spécialisation dans les produits de niche afin de se protéger de la baisse des prix. (Rapport annuel de l'entreprise *Teva, Mylan*).

Afin de créer de nouveaux produits innovants et convaincants, il est nécessaire de modifier dans un premier temps le système de management et l'organisation de la compagnie. Il s'agit en tout premier lieu la définition d'une nouvelle direction stratégique : comment devenir innovant ? Que peuvent-ils produire ? Et comment le produire ?

Si l'on souhaite **faire adhérer** le patient/consommateur à de nouveaux produits, il est alors indispensable de définir de nouvelles stratégies de marketing et de post marketing. L'innovation ne porte plus seulement sur le produit lui-même, mais est dorénavant centrée sur l'amélioration de la santé des patients. (Potts J, 2011)[10]

En combinant ce qui existe déjà sur le marché avec une nouveauté (comme l'usage d'une nouvelle technologie, un nouvel emballage, une nouvelle forme galénique, une nouvelle formulation, etc.…), l'entreprise doit être innovatrice ce qui réduit le risque (Rothwell 1986).

[10]From « Creative industry and economic evolution », Jason Potts, 2011, pp: 87-88, 107-111.Edward Elgar publishing, UK. The process of economic growth and development is not simply a process of expansion and accumulation, but crucially also involves re-coordination and re-configuration of existing activities and structures.

Chapitre 2
Les changements arrivent, quoi faire ?

En plus de changements structurels de l'industrie pharmaceutique innovante et les politiques de remboursement du prix des produits génériques, on observe également une modification du **comportement des entreprises pharmaceutiques génériques.** Ce changement s'accompagne souvent de l'arrivée de nouveaux produits dans leur portefeuille qui ne sont plus classés en tant que génériques classiques : des produits à valeur ajoutée sans qu'il s'agisse de « *Me too* »[11], et qui sont parfois brevetés, comme dans le cas de ceux lancés par TEVA. Certaines firmes opèrent également des réorientations radicales telles que le lancement de produits biotechnologiques, ce qui est en soi un projet très risqué. Notre objet consiste donc à analyser ces nouvelles stratégies « innovantes » et à trouver un lien avec la littérature théorique.

Notre problématique centrale est donc la suivante: l'innovation, en tant que phénomène émergeant, est un choix stratégique obligatoire qui tente de préserver et sauvegarder la durabilité des profits. De ce fait, comment l'innovation se déclenche-t-elle dans l'industrie pharmaceutique générique ? De quel type d'innovation s'agit-il ? Quel est l'impact de cette stratégie innovante sur le modèle classique de R&D ?

---

[11]Me too: A drug that is structurally very similar to already known drugs, with only minor differences. The term "me-too" carries a negative connotation. However, me-too products may create competition and drive prices down. Source: Medical dictionary, http://www.medterms.com/script/main/art.asp?articlekey=33748

Nous envisageons de montrer comment **certains fabricants de génériques tentent d'obtenir des avantages concurrentiels en modifiant leur stratégie**. Sous cet angle, nous observerons le type de changement vers lequel ils s'orientent et nous verrons dans quelle mesure cela s'avère innovant.

Quelles sont les améliorations que cette nouvelle stratégie permettra d'atteindre ? D'une part dans leur organisation de management et d'autre part dans leurs portefeuilles des produits classiques ? L'utilisation des nouvelles plateformes technologiques va-t-elle permettre de faire émerger des produits innovants?

Jusqu'où peut aller l'émergence de l'innovation stratégique dans les compagnies génériques ? À quoi peut-on s'attendre?

Comment peut-on définir ce nouveau modèle alternatif qui se positionne à mi-chemin entre les produits génériques ordinaires et les produits innovants issus du modèle classique de R&D ?

L'industrie du médicament générique doit-elle ré-innover ? Doit-elle le faire en opérant des changements stratégiques dans la gestion des *business models*, ce qui créera de nouveaux portefeuilles produits, enrichis par les "supers" génériques ou par des produits hybrides de *New Chemical Entities* (NTE) ? Est-ce qu'on se dirige alors vers une nouvelle identité pour les produits différenciés ?

Nous analyserons donc, au moyen d'une méthode qualitative, le processus d'innovation qui est mis en place depuis le système de gestion et de management, jusque dans la structure du *business model*, mais aussi au cœur du portefeuille produit.

Notre analyse s'organise autour de **deux axes principaux** qui sont, à leur tour, basés sur nos hypothèses de départ.

Le premier axe de recherche vise à analyser les nouvelles stratégies innovantes que l'on retrouve dans l'organisation des systèmes de management et dans les *buisness models*. Ceci permettra de qualifier et de valoriser les produits des fabricants de génériques jusqu'à parvenir à leur donner une nouvelle identité.

Le second axe de recherche se focalise sur le produit lui-même, sur son aspect innovant et différencié sur le marché. Nous étudierons donc ici les produits appelés « Supers génériques » ou « Value-added génériques », les produits qui représentent aujourd'hui un vrai choix alternatif pour l'industrie et constituent un investissement plus rentable sur le marché mondial de la pharmacie.

De plus, la différenciation du produit s'inscrit dans une nouvelle perspective, celle de la transition du modèle classique de R&D vers une innovation plus rentable et moins risquée.

Ainsi, l'objet principal de notre étude sera d'analyser ce positionnement plus innovant de l'industrie pharmaceutique générique, fruit des pressions sur le marché, et aussi la capacité d'adaptation des fabricants face à l'évolution du marché.

Nous avons constaté que les recherches académiques publiées autour de l'industrie du médicament générique ont ignoré cette industrie et son potentiel en tant que machine à innover.

Notre approche part donc du postulat que l'apparition de l'innovation dans l'industrie pharmaceutique générique est le résultat d'une stratégie de défense face aux transformations de l'industrie pharmaceutique et des politiques des réglementations. Ce nouveau positionnement modifie en profondeur le modèle industriel des fabricants de génériques. De plus, avec l'arrivée des nouvelles technologies cette industrie a plus d'atout pour innover dans ses portefeuilles de produit.

Étant donné l'originalité de notre sujet, nous disposons de peu d'ouvrages académiques en lien direct avec notre problématique, ce qui nous a amené à consulter des thèses en pharmacie, en économie et en gestion se rapprochant de notre thématique.

Les rapports industriels des grands cabinets tels que *Frost&Sullivan* et *Price Water House Coopers*, *Thomson Reuters* et *Research and Markets*, nous ont apporté des éléments sur les nouvelles activités des entreprises pharmaceutiques génériques, quelques noms de produits et de compagnies amies, mais sans que ces informations aboutissent à une analyse approfondie. Afin d'obtenir des informations fiables nous avons réalisé plusieurs entretiens avec des managers et des scientifiques de l'industrie pharmaceutique. Notre travail se base par ailleurs sur l'analyse de questionnaires que nous avons adressés aux nombreuses compagnies et organisations de l'industrie en Europe, aux États-Unis ainsi qu'en Inde.

Cette étude fait donc l'analyse de la transition des entreprises pharmaceutiques génériques vers de nouvelles stratégies dites innovantes. Ces derniers se sont imposés pour faire face à la diminution de leur rentabilité mettant en péril leur viabilité à long terme.

Nos 5 alternatives

(1) : La transformation de l'industrie pharmaceutique générique ne se limite pas aux produits et aux processus, elle influence aussi les acteurs, les relations, les institutions et surtout les connaissances elles-mêmes. (Buggle 2010)

Compte tenu du rôle crucial du système de management nous avons pris la « décision du manager » comme **point de départ pour analyser la mise en route d'un nouveau portefeuille produit.**

(2): la transformation du système de management est accompagnée par le changement du *business model.* De nouveaux *business models* adaptés aux nouveaux environnements et aux nouveaux clients sont-ils nécessaires ? La stratégie de diversification et les *business models* innovants, proposant la définition et l'intégration des nouvelles valeurs et une meilleure qualité aux patients/consommateurs et aux investisseurs, permettront-ils de restructurer le portefeuille produit et de redéfinir leur relation avec les clients ? Cette stratégie de l'expansion du portefeuille est sous-tendue par le rapport coût-efficacité et cherche une innovation à risques réduits tout en répondant aux besoins non satisfaits des patients. Ces valeurs ajoutées offrent de nouvelles alternatives à des prix abordables.

En nous inspirant de la thèse de Grigsby (2007), nous suggérons que la réussite dans les nouveaux marchés nécessite de nouveaux *business models.* **Ces nouveaux business sont centrés sur la satisfaction du client/patient (et pas seulement sur l'aspect thérapeutique du médicament).**

Afin de conserver et/ou d'améliorer leur positionnement sur le marché et de résister à ce contexte concurrentiel, les entreprises pharmaceutiques génériques se doivent d'être moins « génériques » et plus « innovantes ».

(3) : **Au-delà de l'innovation incrémentale, vers la ré-innovation**.

L'émergence d'un phénomène dans l'industrie pharmaceutique générique :

L'innovation se divise en trois catégories: l'innovation radicale, l'innovation incrémentale et la « ré innovation ». Or, nous faisons l'hypothèse que l'innovation que l'on voit apparaître dans l'industrie générique appartiendrait à cette dernière catégorie.

Afin de valider notre hypothèse, nous devrons répondre aux questions suivantes : comment exprimer la stratégie de l'innovation dans l'industrie pharmaceutique générique ? De quelle innovation parle-t-on? La stratégie de la différenciation du produit a-t-elle une limite ?

Considérons que l'innovation est dite "radicale" lorsqu'elle modifie profondément les conditions d'utilisation des produits par les clients et/ou qu'elle s'accompagne d'un bouleversement technologique. En général, l'innovation incrémentale ne change pas fondamentalement la dynamique d'une industrie; elle n'induit pas non plus de changement dans les comportements des utilisateurs finaux. Elle ne bouleverse ni les conditions d'usage, ni l'état de la technique, mais apporte une amélioration considérable. La « ré-innovation », quant à elle, est reconnue pour sa capacité à générer un avantage compétitif tout en réduisant les coûts et les temps de réalisation. Les produits « ré innovés » sont créés à partir des produits précédents qui ont été, ou qui sont, commercialement performants. Leur production nécessite alors de nouvelles plateformes, de nouveaux composants ou de nouvelles configurations, impliquant des progrès technologiques par rapport aux produits ou procédés de fabrication précédents. Ces éléments d'analyse nous amènent à formuler notre quatrième hypothèse :

(4) : Nous nous pencherons ici sur la stratégie de portefeuille produit et sur la notion de *patient compliance* [12] : comment différencier le produit générique ? Les nouveaux produits « re-innovés arriveront-ils à attirer et à convaincre les parties prenantes afin de maximiser le nombre d'investisseurs et à augmenter leurs revenus ?

Le produit nouveau issu de cette stratégie, bien qu'il ne soit pas l'objet direct de cette thèse, est un élément important dans le nouveau *design* industriel des compagnies génériques. Ces dernières investissent dans les classes thérapeutiques à forte vente comme le secteur du diabète, de la gériatrie ou le secteur cardio-vasculaire avec des médicaments **plus personnalisés,** en considérant les besoins des différentes catégories de patients.

Nous sommes au cœur d'une innovation allant au-delà du médicament lui-même vers une innovation dite :

---

[12] **Patient compliance**: In medicine, **compliance** (also **adherence**, **capacitance** or **Concordance**) describes the degree to which a patient correctly follows medical advice. Most commonly, it refers to medication or drug compliance, but it can also apply to other situations such as medical device use, or therapy sessions. Both the patient and the health-care provider affect compliance, and a positive physician-patient relationship is the most important factor in improving compliance (World Health Organization (2003). *Adherence to long-term therapies: evidence for action* (PDF). Geneva: World Health Organization. ISBN 92-4-154599-2.

« conforme aux besoins non satisfaits des patients », et qui suggère tout un éventail de bénéfice sur la qualité des soins, sur la diminution des effets secondaires non désirables, proposant parfois un nouvel emballage ou menant des actions éducatives auprès des patients (service après-vente) grâce aux médias sociaux, sites Web, etc.

(5) : Face aux différents défis commerciaux, financiers et stratégiques les entreprises pharmaceutiques génériques cherchent à conserver leur positionnement sur le marché en réorientant la concurrence. Un point très important qui influence le marché dans toutes ses dimensions.

Cette hypothèse se centre sur le changement stratégique qui s'opère quant à la nature de la concurrence : nous allons voir si le changement dans le portefeuille produit a pour objectif de faire évoluer la concurrence, qui portait jusque-là sur les prix, vers une concurrence sur la qualité du produit et sur les services rendus aux patients. Ceci pourrait ouvrir une nouvelle voie dans l'histoire des entreprises pharmaceutiques génériques et les conduire vers de nouveaux marchés. Rappelons que notre intention est de comprendre, en premier lieu, comment l'innovation est apparue dans l'industrie pharmaceutique générique.

Nous émettons ainsi l'hypothèse que l'innovation, dans l'industrie générique, pivote autour des produits « super génériques/hybrides » et qu'elle peut entrer dans la catégorie de la « ré innovation ».

Dans les travaux théoriques, la place de l'innovation au sein du système de management est encore vague et reste peu étudiée. Cependant, afin d'évaluer les résultats obtenus par l'industrie du médicament générique, nous pouvons nous baser sur différentes données telles que le nombre de brevets déposés par une firme ou le montant de son investissement dans la R&D.

Après avoir posé les hypothèses, nous présenterons ici un certain nombre de définitions nécessaires à la compréhension de notre travail.

Cadre théorique

Concernant les études théoriques réalisées autour de sujet de l'innovation-produit et du ré innovation, nous insistons sur le choix de la catégorie de l'innovation « à risques réduits ». Ceci dans le but d'améliorer son aspect concurrentiel (Rothwell, Gardiner, 1989, Cheng, Shiu, 2008, Boyer, Charron, 1998, Willis 2010, Chapman 2010, Shove 2010, DiMasi, 2002, Foss, 1993 et 1996; Hodgson, 1998; Lazaric, 2000 ; Bellon et Niosi, 2000).

« **Qui innove aujourd'hui vivra demain** », selon De Ramecourt et Pons (2001) : nous nous sommes focalisés dans notre recherche sur une innovation à risque réduit. La capacité d'introduire de nouveaux produits et d'adopter de nouveaux procédés en premier lieu et dans un temps plus court est devenue un impératif de compétitivité (Sen et Egelhof, 2000), (Osterwalder 2010), (Ding et Dong 2014).

De plus, une rapide transformation des idées dans la firme est également source d'innovation et de performance : « dans les pays développés et industriels, une firme innove, car c'est le moyen qui lui paraît le plus efficace pour maintenir sa compétitivité face à une concurrence mondiale, c'est ni pour suivre une mode ni par goût de l'aventure. » (Ferney-Walch et Romon 2006).

Plusieurs entreprises pharmaceutiques génériques se lancent aujourd'hui dans les versions du médicament à libération prolongée avec des formulations *ODT*[13] par exemple, ou dans les versions génériques des produits combinés lorsque les extensions de ligne de l'original perdent la protection du brevet ou d'exclusivité de commercialisation.

Résumé

Les répercussions de la baisse de l'innovation de rupture dans les grandes sociétés pharmaceutiques conduisent l'industrie pharmaceutique générique à réduire sa dépendance à l'égard de l'industrie pharmaceutique originale. De plus, le coût élevé de l'investissement selon le modèle classique de R&D a provoqué l'émergence de stratégies d'innovation à coût réduit - ou *« low risk innovation »* - au sein des compagnies pharmaceutiques, et notamment au sein des fabricants de génériques.

Cette étude vise à comprendre comment les compagnies pharmaceutiques de génériques orchestrent et promeuvent une approche innovante dans leur stratégie de portefeuilles produits, tout en assurant la création de valeurs, afin de consolider leur positionnement sur le marché. Nous avons pour cela fait le choix d'une méthodologie de recherche qualitative, en commençant par une revue des publications existantes, puis en menant ensuite, entre 2011 et 2013, plusieurs entretiens approfondis avec des cadres supérieurs au sein des départements de développements

---

[13] An **orally disintegrating tablet** or **orodispersible tablet** (ODT) is a drug dosage form available for a limited amount of over-the-counter (OTC) and prescription medications. ODTs differ from traditional tablets in that they are designed to be dissolved on the tongue rather than swallowed whole. The ODT serves as an alternative dosage form for patients who experience dysphagia (difficulty in swallowing) or for where compliance is a known issue and therefore an easier dosage form to take ensures that medication is taken.

technologiques. Les résultats de ces entretiens, qui ont été analysés avec le logiciel Nvivo 10, montrent que la hausse d'investissements dans la R&D s'inscrit comme une nouvelle stratégie marketing dans l'industrie pharmaceutique générique. Une nouvelle conception de l'innovation à faible risque émerge aujourd'hui dans les stratégies de R&D et on peut observer de réelles transformations tant au niveau de l'organisation structurelle de la R&D qu'au niveau des outils utilisés par la R&D, l'objectif général était de capter l'ensemble des segments du marché -générique et original- plutôt que de se focaliser, comme par le passé, sur le seul segment des produits originaux. La vision classique que l'on avait sur les produits de l'industrie pharmaceutique générique a fortement évolué et laisse la place aujourd'hui à une nouvelle étape caractérisée par l'utilisation de nouvelles plateformes technologiques dans l'administration des médicaments. Cette évolution a été motivée par la nécessité pour les entreprises du secteur de rester concurrentielles et de conserver leurs parts de marché sur le long terme.

Les produits pharmaceutiques génériques, le modèle de R&D, l'innovation, le risque des produits, la création de valeurs, la démarche de qualité, le portefeuille produit, open innovation.

Chapitre 3
Réduire les risques de l'innovation ?

Introduction

L'industrie pharmaceutique générique est connue pour fabriquer et commercialiser des versions de médicaments abordables pour le patient et pour diminuer ainsi les coûts de remboursement pour les systèmes de santé.

Le souci principal des fabricants de médicaments génériques n'est autre que la maximisation des ventes de leurs produits *(Modern marketing for pharmaceutical industry, eloqua,* 2013). Et, en ce qui concerne l'organisation de l'entreprise, ils optent en général pour les solutions les plus simples. Or, cette organisation minimale, qui a pour but la vente maximale des produits génériques, n'a jamais permis de retrouver la rentabilité de l'âge d'or des années 80 et 90.

Il ne faut pas oublier que l'industrie pharmaceutique générique est issue de l'industrie pharmaceutique originale et innovante, tout changement dans l'industrie mère ayant donc des répercussions importantes sur les fabricants de génériques.

Le système de l'innovation pharmaceutique est basé sur l'investissement dans la R&D et sur la protection des produits par les brevets. L'émergence de nouveaux défis technologiques et l'arrivée des produits issus de la biotechnologie ont influencé non seulement tout le réseau de valeur et de collaboration au sein de l'industrie (big pharma), mais ont également favorisé l'émergence de nouveaux acteurs, en particulier les petites et les moyennes entreprises, ainsi que la mise en place de nouveaux *business models*, proposant toute une palette de modèles de développement et rompant avec un modèle unique et classique.

Big pharma doit faire face non seulement à la baisse du nombre de ses médicaments phares, mais aussi aux rendements décroissants des produits-phares dans les pipelines des compagnies pharmaceutiques. D'autre part, l'émergence de la biotechnologie, du génie génétique, la découverte des nouvelles technologies (*nano technologie* et les nouveaux *Drug delivery systems)* et l'augmentation du coût de la recherche qui en résulte, ont stimulé la demande de produits pharmaceutiques et de traitements innovants. Mais seules les grandes firmes pharmaceutiques ont accès à ces nouvelles technologies et peuvent investir dans la biotechnologie. Les compagnies de génériques de taille moyenne et les petites compagnies doivent trouver d'autres solutions afin de pouvoir rester sur le marché.

Autant de facteurs qui sont en grande partie responsable de la crise de l'innovation dans l'industrie pharmaceutique originale et de la hausse des dépenses en R&D.

Le manque de résultats concrets nous mène à penser que le modèle classique R&D approche peut-être de sa fin (Rapport Deloitte 2013). Cette chute de productivité, malgré l'avancée de la science et l'irruption des nouvelles technologies, affecte directement la durabilité de l'industrie pharmaceutique générique. (Barei 2013)

Pour résister sur le marché et réagir face à cette crise, les entreprises pharmaceutiques génériques ont misé sur une stratégie de « proposition de valeur » et sur la production de produits « améliorés ». Selon cette même démarche, ils ont adopté un discours très optimiste quant à la pérennité de l'activité R&D qui, une fois le candidat sélectionné, pourra se focaliser sur l'amélioration des procédures, ou sur une nouvelle indication thérapeutique, une nouvelle voie d'administration du médicament, etc. (Rousseau 2010).

Cette stratégie se concentre donc sur la proposition de valeur, et cela implique de travailler au-delà du simple produit pour se focaliser sur la promotion de services et de solutions pour les patients/consommateurs. Et cette nouvelle stratégie de proposition de valeur est susceptible d'influencer l'ensemble des stratégies de marketing des grandes sociétés pharmaceutiques.

L'intégration stratégique de la proposition de valeur booste l'importance du modèle générique. De ce fait, le modèle « générique » n'apparaît plus comme un sous modèle de l'industrie pharmaceutique originale, mais comme un modèle à part entier avec une capacité d'innovation qui lui est propre.

Cependant, l'industrie du médicament générique n'a pas été habituée à utiliser le modèle R&D, moteur de l'innovation classique (Le Masson P, Weil B, Hatchuel A, 2010).

Afin de générer de la création de valeurs pour son portefeuille produit, cette industrie doit se lancer dans la quête de l'innovation et de la différenciation. Comment peut-elle développer son propre modèle d'innovation? Ce modèle devra lui permettre, d'une part, d'être davantage concurrentielle et, d'autre part, de se différencier de l'industrie originale. Selon certains experts industriels la frontière entre activité générique et originale/innovante est devenue très floue, (Van arnon, 2010), pourtant la principale source de création de valeur pour l'ensemble de l'industrie pharmaceutique vient de l'investissement dans l'innovation ? (Peudon T, 2013)

Historiquement, la R&D a été structurée de manière à soutenir la stratégie du *blockbuster*[14]. Cela signifiait un système R&D très coûteux et des processus standardisés (Gilbert J 2014). L'effort pour intégrer la R&D dans le modèle générique a amené l'industrie à suivre une nouvelle voie. Or, **ce qui était considéré comme une crise de l'innovation constitue peut-être un moteur de progrès pour l'industrie du médicament générique**.

Mais l'intégration de la R&D requiert un fort investissement en matière d'innovation. En règle générale, toutes les entreprises, et pas seulement les firmes génériques, innovent par intérêt commercial. Depuis les neuf dernières années, (2007-2016) certaines entreprises pharmaceutiques génériques comme *Sandoz, TEVA, Mylan, Ranaxy, Dr Reddy* ont opté pour la restructuration de leur portefeuille produit. Motivés par la perspective de succès sur le marché, ils ont mis en place une nouvelle stratégie de marketing et, favorisant ainsi l'innovation, ils se sont positionnés sur de nouveaux marchés des produits pharmaceutiques. Ils ont d'autre part mis en place une collaboration avec les centres de recherche académiques et ont pu ainsi satisfaire ainsi les parties prenantes et les autorités réglementaires[15].

Favorisante la création de nouveaux produits, la R&D doit être considérée comme un investissement permettant de remporter de nouveaux marchés pharmaceutiques. Pour réussir l'intégration de la R&D au sein d'une compagnie

---

[14] Produit phare

[15] Ces organismes, ainsi que d'autres responsables des systèmes de valorisation de l'innovation, demandent davantage d'efficacité et de sûreté pour les produits pharmaceutiques.

pharmaceutique de génériques, de nouvelles formes d'organisation et de gestion interne doivent être mises en place afin de générer de nouvelles collaborations avec les centres de recherche, les startups innovantes et les parties prenantes. L'objectif étant de rester concurrentiel, même sur les marchés matures, de pénétrer dans de nouveaux marchés et de s'adapter aux changements rapides provoqués par l'arrivée des nouvelles technologies.

Diminuer le risque d'échec est essentiel. C'est pourquoi ces nouvelles formes organisationnelles sont basées sur le concept de réduction des risques d'échec du produit final/output-de réduction du coût de production et des délais de commercialisation. De même, la création et la délivrance de valeur ajoutée dans un délai de plus en plus court font partie des objectifs de ces nouvelles formes d'organisation. (Teece DJ, 2010)

Mais dans quelle mesure le changement organisationnel est-il réalisable dans une compagnie de génériques? Le changement organisationnel peut se traduire par la mise en place de l' « *open innovation*[16] », et s'accompagne donc dans ce cas-là d'un partage des risques et d'une augmentation des apports financiers externes. (Loilier, T., & Tellier, A, 2011). L'open innovation est un accélérateur de solutions, d'idées et de nouveaux concepts, elle permet de réduire les coûts de R&D, ainsi que les risques d'échec et donne accès aux nouvelles plateformes technologiques. Les experts qui participent de cet écosystème jouent un rôle de plus en plus important, ils gagnent en visibilité et

---

[16]Le terme '**Open innovation**', traduit en français par '**Innovation ouverte**' - ou encore par, terme que nous préférons, 'Innovation Partagée' - a été promu par Henry Chesbrough, Professeur à la célèbre université américaine de Berkeley.

font valoir de belles occasions pour les compagnies pharmaceutiques.

Le développement de l'open innovation instaure une reconfiguration de l'ancien modèle de R&D très coûteux. Faut-il y voir une nouvelle opportunité pour les compagnies de génériques, permettant d'innover en prenant moins de risques et en garantissant une plus grande efficacité?

Aujourd'hui plus que jamais, les entreprises pharmaceutiques génériques ont besoin d'un nouveau modèle de gestion pour faire face à une concurrence exponentielle et aux nouvelles exigences des consommateurs/clients. En se concentrant sur l'efficacité et sur la réduction des risques de l'innovation, les problèmes de pérennité des entreprises deviennent surmontables. (Kim HR, 2014)

Certaines des grandes entreprises pharmaceutiques génériques, telles que *TEVA, Dr Reddy, Ranbaxy, SUN pharma, ZENTIVA,* intensifient leur engagement dans la R&D, après avoir investi dans de nombreux produits complexes, faisant appel aux solides compétences scientifiques et techniques en ce qui concerne le développement et le processus de fabrication. À l'échelle mondiale, les firmes pharmaceutiques de génériques cherchent à réduire leur dépendance à l'égard des firmes pharmaceutiques originales. (Barei, et al, 2013, Rapport HSBC, Bakhru G, Park N, 2013)

La question de la concurrence sur le marché reste *un challenge* permanent pour les entreprises génériques. Aujourd'hui, la plupart des entreprises pharmaceutiques génériques ont du mal à trouver de nouvelles façons de rester compétitives et innovantes. (Maglennon S.2012,

Baines DA.2010). Ainsi, bien qu'il y ait encore des opportunités commerciales pour les fabricants de génériques (pour la période 2015-2018, avec les brevets qui tombent dans le domaine public), plusieurs entreprises pharmaceutiques génériques se concentrent davantage sur l'innovation.(Stegemann S et al, 2011,Chan Kim W, Mauborgne R. 2004).Et une façon de mieux concurrencer les autres est d'appliquer une stratégie de concurrence basée sur la qualité des produits plutôt que sur le prix (la stratégie de *l'océan bleu*) (Chan Kim W, Mauborgne R. 2004).

Les entreprises désireuses d'opérer un changement manifeste s'orientent alors vers les produits génériques différenciés[17], les biosimilaires[18] et les *drug repurposing repositioning*[19]. Cette stratégie a été en effet adoptée par de grandes firmes de génériques comme Teva qui, après le succès de Copaxone[20], a augmenté ses investissements dans la recherche et le développement (Conner JB, Bawa R, Michael Nicholas J, et al. 2014).

Ainsi notre travail de recherche se focalise sur le changement dans la R&D, que nous mettons en parallèle avec le nombre décroissant des produits pharmaceutiques

---

[17]Super generic, Hybrid, value added therapeutics.

[18] Un médicament biosimilaire est similaire à un médicament biologique (substance qui est produite à partir d'une cellule ou d'un organisme vivant ou dérivée de ceux-ci) de référence qui a déjà été autorisé en Europe. Le principe de biosimilarité s'applique à tout médicament biologique dont le brevet est tombé dans le domaine public. Les médicaments biosimilaires sont évalués à l'Agence européenne des médicaments (EMA).http://ansm.sante.fr/S-informer/Points-d-information-Points-d-information/Medicaments-biosimilaires-Point-d-information

[19]Repositionnement et re-ciblage d'un médicament sur le marché.

[20] Copaxone :L'acétate de glatiramère est indiqué pour réduire la fréquence des poussées chez les patients ambulatoire, source Vidal.

innovants, les difficultés pour lancer de nouveaux médicaments innovants, ainsi que le vieillissement des portefeuilles produits. Cette situation difficile suscite de nombreuses inquiétudes et réactions au sein de l'industrie pharmaceutique générique.

Notre problématique principale est d'analyser la réaction de l'industrie pharmaceutique générique face à la pénurie des médicaments phares. Contrairement à toutes les attentes, les fabricants de génériques lancent une nouvelle stratégie de produit et investissent dans les activités de la R&D.

C'est autour de la stratégie d'innovation à « *low risk* » que nous allons développer notre analyse dans cet article. Nous étudierons l'intégration des nouveaux modèles de R&D dans l'industrie pharmaceutique générique, et plus précisément les modèles basés sur l'« *open innovation* », ou encore« innovation à risque réduit ». Ces nouveaux modèles sont mis en place afin de renforcer le marketing des entreprises pharmaceutiques génériques et aident à redéfinir le paradigme de l'innovation produit, permettant ainsi de minimiser les risques et les coûts de production.

Après avoir exposé brièvement notre méthodologie ainsi que le questionnaire utilisé pour les entretiens, nous présenterons dans cet article les résultats de notre recherche. Ces derniers sont divisés en deux groupes :(a) le modèle du « *low risk* » innovation ; (b) le changement dans la gestion et dans la stratégie : v*alue proposition* et o*pen Innovation.*

Méthodologie

Dans cet ouvrage, la collecte des données de recherche s'est faite selon deux axes méthodologiques. Tout d'abord, une analyse approfondie de la littérature en gestion, économie et politique de santé. Nous avons également utilisé les articles et les rapports industriels, les rapports annuels des compagnies pharmaceutiques, les présentations dans les conférences et les rapports publiés par les cabinets de conseil. Ensuite, une analyse qualitative des entretiens semi-structurés réalisés auprès des responsables industriels.

Les entretiens semi-structurés :

Selon Labov et Fanshel (2011, 1977), l'entretien est un événement de communication. Il existe trois types fondamentaux d'entretiens de recherche: structurés, semi-structurés et non structurés. Les entretiens semi-structurés se composent de plusieurs questions clés qui aident à définir les zones à explorer et permettent également de s'interroger sur les moyens de poursuivre une idée ou d'arriver à une réponse plus détaillée (Pope C, Mays N. 2006)(Gill P, Stewart K, Treasure E, et al. Methods of data collection in qualitative research: interviews and focus groups. Brit Dent J 2008).

C'est ce format d'entretien semi-structuré qui est le plus souvent utilisé dans les recherches sur la santé. Or, la souplesse de cette approche permet la découverte et l'élaboration d'informations importantes, mais pas forcément considérées comme pertinentes par l'équipe de recherche (Gill P, Stewart K, Treasure E, et al. 2008).

Nos données ont été recueillies à partir d'entretiens semi-structurés réalisés auprès de gestionnaires des entreprises pharmaceutiques européennes, américaines et indiennes. Ces entretiens nous ont donné l'occasion d'échanger et de discuter avec des experts au sujet de leurs objectifs et de leurs expériences. Le traitement des données a été réalisé manuellement à l'aide du logiciel NVivo 10 (logiciel destiné aux méthodes de recherche qualitatives et mixtes), ce qui nous a permis de collecter, d'organiser et d'analyser le contenu des entretiens, des *focus groups*, des sondages et des fichiers audio et vidéo.

Revue de littérature

D'autres informations ont été recueillies en utilisant les bases de données scientifiques et les revues internationales spécialisées en gestion, stratégie et l'innovation pharmaceutique.

Nous avons également utilisé les présentations des conférences internationales sur l'industrie des produits pharmaceutiques génériques (*World Generic pharmaceutical Congress London 2013, EGA annual conference on Generic EU, World first forum on Super generics Budapest 2012*). Dans ces articles universitaires, plusieurs solutions sont proposées pour faire face à la crise de la productivité dans l'industrie pharmaceutique. Certaines de ces propositions se concentrent sur l'augmentation de l'efficacité de la R&D, sur la collaboration avec les centres de recherche universitaires, et sur le partenariat public et privé (Juliano RI. 2013). Or, peu de recherches académiques ont traité le lien qui existe entre les changements dans la stratégie marketing et le modèle R&D (Snyder K. 2007).

Selon Scherer, la dynamique qui existe entre la rentabilité, les dépenses en R&D, et l'arrivée de nouveaux produits sur le marché peut rapporter de grandes parts de bénéfices à une firme pharmaceutique (Scherer FM 2001). Cependant, cette théorie devra être revisitée et adaptée pour qu'elle puisse être appliquée aux activités des entreprises pharmaceutiques génériques. Il sera en effet nécessaire de mettre en évidence une relation directe entre les stratégies qui se développent aujourd'hui et les résultats qui seront obtenus plus tard afin de valider cette hypothèse. Nous recommandons donc la création d'une base de données de ces investissements et du taux de la réussite sur le marché, à moyen terme et à long terme.

Chapitre 4
Les résultats

Nos résultats se divisent en deux sous-groupes :

a- Les résultats issus des entretiens et des observations des pratiques industrielles

b- Les résultats issus des analyses théoriques

La concurrence féroce sur les prix et l'exigence d'une médecine basée sur les résultats [21] , les clients mieux informés via internet et les associations de patients, exercent une pression extrême sur l'industrie du médicament générique. Et même si l'importance de l'innovation dans l'industrie pharmaceutique générique n'est pas nouvelle au cours des dernières années, la croissance du marché des principes actifs utilisés dans la fabrication des médicaments génériques a considérablement influencé le marché de l'*API* [22] des firmes pharmaceutiques innovantes originales.

Dans ce contexte, la question du choix du modèle d'innovation -produit au sein de l'industrie générique est essentielle. L'adoption d'un modèle de R&D est-il légitime dans l'industrie du médicament générique? La réponse à cette question est complexe et il existe tout un éventail de réponses. Dans le contexte mondial actuel ultra concurrentiel, il est en effet devenu nécessaire pour toutes les entreprises pharmaceutiques génériques de développer des méthodes innovantes et de promouvoir un modèle de R&D à « *low risk*». Nos résultats montrent que la taille,

---

[21]Outcome-based medicine.

[22]Active pharmaceutical ingredients.

l'ancienneté et la classe thérapeutique d'une compagnie influencent ses choix stratégiques.

Pour intégrer un modèle d'innovation de R&D, l'entreprise doit mobiliser toutes ses capacités de gestion et d'organisation et initier son action de transformation malgré l'incertitude économique et financière qui règne. Les grandes entreprises pharmaceutiques génériques, qui ont davantage des capacités financières, peuvent alors se lancer dans cette aventure (*Invention reinvented,* McKinsey publication, accessed June 2014).

Sorescu et al (2003) constatent que : (1) la majorité des innovations radicales proviennent d'une minorité d'entreprises, (2) les entreprises avec un meilleur service marketing et un meilleur accès à la technologie obtiennent davantage de bénéfices et de soutiens pour l'innovation radicale, (3) les entreprises qui ont du portefeuille de produits variés sont mieux récompensées par l'innovation radicale (Sorescu et al 2003, Ding M, Songting D, Jehoshua E, et al. 2014).

Mais l'innovation a un coût et les compagnies tendent à réduire le coût de R&D. La minimisation des risques joue ainsi un rôle important dans les stratégies rentables. Les leaders des génériques sont à la recherche de nouvelles collaborations pour réinventer leur portefeuille produit et envisagent les partenariats et les alliances comme une solution pour réduire les risques et les coûts de production. Cette stratégie est considérée comme une alternative aux anciens modèles coûteux de R&D (Barei et al 2013).

Selon les résultats de nos entretiens, la prise de décision stratégique concernant les produits pharmaceutiques génériques devrait toujours tenir compte de l'augmentation de la pression de la concurrence. Dans ce contexte, les entreprises pharmaceutiques génériques sont amenées à différencier non seulement leur politique de produits, mais aussi la façon dont elles orientent leurs activités, définissent leurs affaires et promeuvent leurs produits innovants. Elles peuvent choisir de créer de nouveaux marchés, répondre aux nouvelles exigences des consommateurs/patients, ou entrer sur les marchés émergents (où les risques sont élevés).

Si l'on observe les évolutions récentes, on constate que les grandes compagnies de génériques sont mieux adaptées à la réalisation d'essais cliniques et à la commercialisation de médicaments dits « hybrides » ou à valeur ajoutée. En effet, les grandes compagnies de génériques ont déjà une expertise sur l'exploitation de brevets expirés et en ingénierie inversée, alors que les petites compagnies explorent des niches, mettant l'accent sur les domaines thérapeutiques des maladies rares, là où il y a moins de concurrence sur le marché (Ding M, Songting D, Jehoshua E, et al. 2014).

Toutefois, ce sujet nécessite une analyse approfondie afin de mieux cerner le lien entre la stratégie de développement durable et les partenariats avec les centres de recherche extérieurs. Le nouveau paradigme « collaboration et partenariat », qui mobilise de nouveaux acteurs, définira le « *New Pharma* » (Mag lennon S. 2012). Or, ce nouveau concept industriel qui émerge au sein des firmes de génériques est susceptible d'influencer et de favoriser l'innovation dans d'autres segments du marché.

Par ailleurs, le développement des compétences techniques dans les entreprises pharmaceutiques génériques peut également contribuer aux nouvelles utilisations thérapeutiques, à l'adhésion et satisfaction du patient, et augmente l'accès aux nouveaux marchés. (Kermani F. 2004, Burns LR, David M. 2012)

Les principaux résultats de notre recherche sont présentés dans le tableau (1) ci-dessous. Cette classification permet de faire apparaître cinq grandes problématiques que nous exposerons dans cet ouvrage et qui sont elles-mêmes regroupées autour de deux axes principaux :

-Le changement dans la forme organisationnelle comme levier de l'innovation (financement, propriété intellectuelle, etc.).
-Le changement dans la boîte à outils de l'innovation et d'optimisation des résultats et de l'efficacité.

Tableau1. Caractéristiques des modèles émergents dans l'industrie pharmaceutique générique,

Changements de la R&D traditionnelle	Comment les entreprises pharmaceutiques génériques innovantes intègrent ces changements dans leur organisation de R&D
1. Formes plus collaboratives de R&D	Envisager de se lancer dans l'aventure de l'« open innovation », collaboration entre différents secteurs de l'industrie (académiques, réglementaire, industrie de santé)
2. Changement dans la collaboration autour des enjeux réglementaires	Excellence dans la stratégie juridique et réglementaire

3. Nécessité de réduire les délais de commercialisation et d'accès au marché ; de nouveaux outils pour une meilleure efficacité	Devenir un leader sur le marché
4. Solution pour des besoins médicaux non satisfaits	Amélioration de leurs connaissances de la physiopathologie de la maladie en utilisant des nouvelles technologies comme la réalité virtuelle
5. Besoin croissant pour la proposition de valeur	Proposition de valeur grâce à de nouveaux produits à valeur ajoutée Les biosimilaires face aux marchés niches spécialisés, ayant pour cibles les médicaments prescrits aux personnes âgées et la pédiatrie

-Le tableau est une production de l'auteur basée sur l'analyse des données (revue de littérature et entretiens)

Nous reprendrons ici, les unes après les autres, les problématiques présentées dans le tableau afin de les développer :

L'évolution de la R&D vers un modèle « à bas risque» : Aller vers l'«*Open Innovation* » ?

Traditionnellement, dans l'industrie pharmaceutique, la R&D présente deux phases: la recherche de produits et le développement de procédés de fabrication (figure 1) (Mahajan MM., 2011).

Le développement du processus intervient en parallèle du développement de produits. Il implique la production des produits pharmaceutiques en quantités relativement importantes, sous sa forme pure, à un coût économiquement réalisable et en suivant toutes les exigences réglementaires. Par ailleurs, la recherche de produits comporte deux volets distincts: la découverte et le développement. Le stade de la découverte d'un nouveau médicament constitue la phase innovante de la R&D.

La figure (1) montre comment les différentes formes d'innovation sont divisées en produits et en processus et fait apparaître leur lien avec les aspects réglementaires. Ce schéma met clairement en évidence que le domaine réglementaire a une influence directe sur la réorientation des entreprises pharmaceutiques génériques et sur leurs nouvelles stratégies innovantes.

Pour les compagnies qui sont à la recherche de nouveaux modèles, l'*Open Innovation* est considérée comme une bonne alternative, faisant ainsi évoluer le processus de découverte de médicaments vers une collaboration entre divers acteurs. (Alexy O, Reitzig M. 2014, Pharma 2020, PWC publication, 2014) En effet, l'objectif clé de l'*Open Innovation* est de réduire le coût de revient de l'invention de nouveaux médicaments, mobilisant des sources externes pour faire avancer leur recherche et développement. (*Reinventing biopharma :strategies for an evolving market place. 2012*) Cependant, un tel modèle fait porter un risque important en ce qui concerne la divulgation des travaux de recherche et il implique une complexité accrue du processus d'innovation et du contrôle de régulation.(Sandmeier P, Morrison PD, Gassmann O. 2010)

La collaboration dans la recherche entre les centres de recherche universitaires et les compagnies (capitalisation des connaissances) représente une belle occasion pour de nombreuses compagnies pharmaceutiques génériques et permet de faire émerger des solutions plus créatives. Ainsi, selon le manager d'une compagnie pharmaceutique: "(…) *Ce genre de modèle implique une «régénération» des fonctions, un renouvellement des compétences, la création de nouvelles alliances et de nouvelles interfaces entre les fonctions existantes* " (extrait d'entretien, *Pharma manager* USA 2013).

L'évolution du modèle de R&D et la réduction des risques sont inéluctables; une stratégie réussie doit nécessairement envisager la reconfiguration du modèle d'innovation.

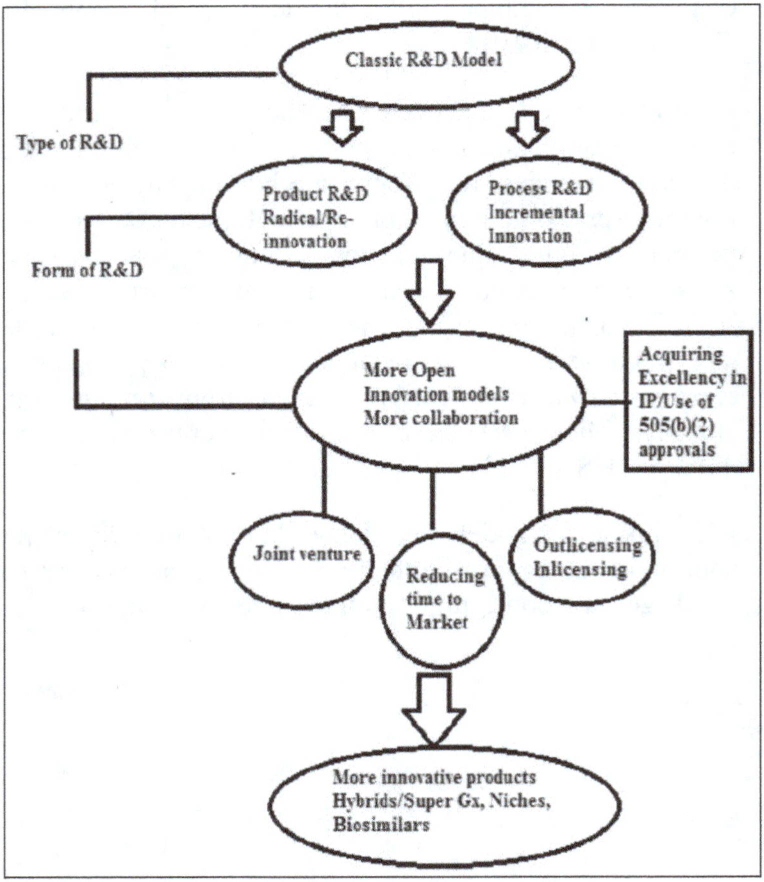

Figure1. L'évolution de R&D dans l'industrie pharmaceutique générique, le changement observé dans la forme et dans les outils de l'innovation

Collaborations, alliances et partenariats: Partager le risque et augmenter nos capacités

Si la taille ou la capacité d'une entreprise pharmaceutique génériques est limitée mais, elle opte d'entreprendre un nouveau modèle de R&D, elle doit viser les collaborations externes afin de trouver les occasions bénéfiques. En effet, les partenariats entre les entreprises et les parties prenantes – qui comprennent les chercheurs universitaires, les financeurs, les fournisseurs et les payeurs - ont fait preuve de leur efficacité, notamment en ce qui concerne les possibilités d'accroître les revenus :

1. Les partenariats extérieurs, tels que les *CROs* [23], permettent d'augmenter rapidement les capacités internes et garantissent une meilleure expertise, notamment en ce qui concerne la gestion des études cliniques.

2. Avec l'open innovation, les idées issues des dernières percées scientifiques sont partagées entre les collaborateurs académiques et les entreprises partenaires externes. (Cattek J, Chilukui S, Levy M. 2014)

Cependant, même si les *joint-ventures s*ont permis une recrudescence de l'innovation (Hall BH, Lerner J. 2009), les investissements dans la recherche sont risqués et la prudence est recommandée dans ce modèle de partenariat (DiMasi J, Hansen RW, Grabowski HG. 2003).

La figure (2) montre que le "changement" dans le modèle classique de R&D est lié aux exigences du *business model* et à la gestion du système. L'amélioration de la connaissance de la maladie, des besoins des patients, la capacité à satisfaire les critères des payeurs, à définir de

---

[23]Contract research organizations

nouvelles voies de régulation, à trouver un moyen plus rapide d'accès au marché et une façon de réduire les coûts, sont autant de retombées (spin-off) positives de ce changement.

Améliorer la sécurité et la gestion des risques, l'acquisition de la propriété intellectuelle et l'excellence réglementaire

Afin de gagner en avantages concurrentiels, les compagnies pharmaceutiques de génériques font valoir l'argument de la sécurité du produit auprès des autorités réglementaires, avant et même après l'autorisation de mise sur le marché. Ici, la démarche sécuritaire va au-delà des approches traditionnelles et fait appel à des méthodes sophistiquées qui enregistrent les effets rares et indésirables. En outre, les feedbacks et les retours sur les produits peuvent être enregistrés à partir d'un éventail de sources différentes comme, par exemple, les demandes de renseignements des patients sur les sites internet et sur les moteurs de recherche. Les communautés en ligne gérées par les médecins, les dossiers médicaux électroniques et les médias générés par les consommateurs sont aussi des sources potentielles de retours et d'évaluation du traitement sur les questions de sécurité, même à un stade précoce, et peuvent fournir des données sur la réputation du médicament (Big data, Mckinsey 2011,Cattek J, Chilukui S ,Levy M. 2013).

Une réaction rapide aux questions du médecin et du patient permet de contourner les obstacles réglementaires et de limiter les problèmes de relations publiques. Toutefois, l'harmonisation de la réglementation et des normes est essentielle, et elle aura un impact considérable sur les programmes de développement de médicaments. Le respect de la réglementation nationale est une autre problématique, non moins importante, et qui a un impact non négligeable sur l'industrie pharmaceutique mondiale.

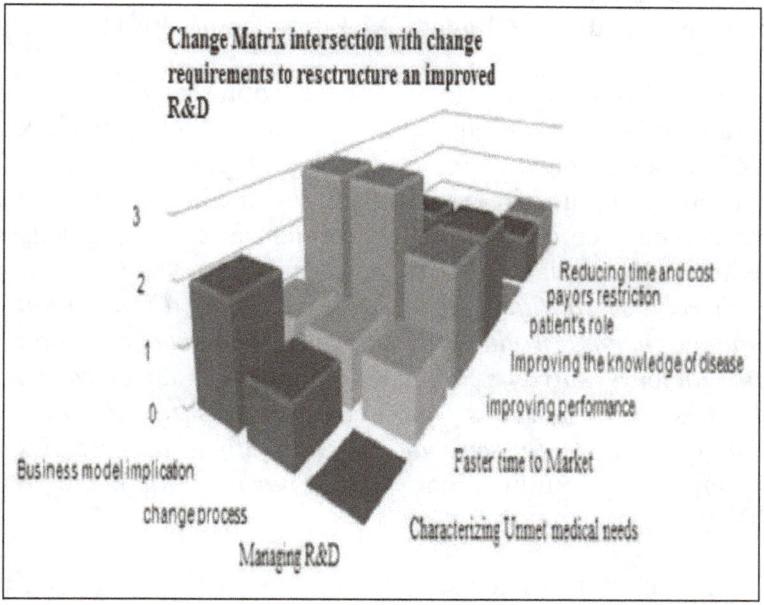

Figure 2. La matrice principale du changement, résultant de nos travaux de recherche, le logiciel Nvivo est utilisé pour créer cette matrice.

Devenir un leader de marché: Vers une R&D focalisée sur les données et sur la réduction du délai de mise sur le marché

La modification des modèles de R&D peut être réalisée en tenant compte de plusieurs considérations.

Premièrement, en appliquant des stratégies d'analyse de données permettant d'obtenir une information plus fiable pour la prise de décision, l'innovation est optimisée. L'efficacité des essais cliniques et de la recherche s'améliore et la mise en œuvre de nouveaux outils pour les médecins, les patients, les assureurs et les organismes de réglementation permettent la mise en place de solutions plus personnalisées (Bigdata: Mckinsey.com/. 2011).

Ensuite, l'utilisation efficace de ces données aidera les compagnies pharmaceutiques à identifier de nouveaux médicaments candidats, à les développer, les faire approuver, et à faire rembourser les médicaments plus rapidement ; ce qui répond directement à leur objectif de réduire les délais de commercialisation. *« (...) La recherche scientifique n'est pas le seul outil d'innovation pour gagner en productivité. Il faut aussi prêter attention aux facteurs suivants : le coût du produit, accélération d'accès aux marchés, minimiser le risque d'échec, l'importance de la prise de décision afin d'assurer des bénéfices. »* (Extrait d'entretien, *Pharma Manager US* 2012)

D'autre part, la modélisation prédictive pourrait aider à identifier de nouveaux candidats potentiels - ou molécules - en se basant sur la diversité des données moléculaires et cliniques disponibles, et sélectionnant celles présentant un fort potentiel de développement comme nouveaux médicaments.

Par ailleurs, les patients participant aux essais cliniques font partie des nouvelles sources d'information dans la mesure où ils partagent leur expérience sur les médias sociaux par exemple. En outre, il est possible de prendre en considération de nouveaux critères de sélection des patients pour un essai(comme l'information génétique par exemple) afin de cibler une population spécifique, rendant ainsi les essais plus courts, moins chers et plus efficaces.(Kinaz S. 2014)

Enfin, les essais sont suivis en temps réel afin d'identifier rapidement les problèmes de sécurité ou les mesures à prendre et éviter ainsi d'importants et coûteux désagréments, tels que le sont les effets indésirables. Ces entreprises pharmaceutiques génériques innovantes qui sont capables d'entreprendre des essais cliniques acquièrent ainsi la possibilité d'améliorer leur efficacité.

L'ensemble des nouveaux outils connectés, facilitant l'échange de données, permettra l'amélioration de la conception des essais cliniques et donc l'obtention de résultats plus efficaces.

Nous mentionnerons ci-dessous quelques exemples potentiels de gains d'efficacité sur les essais cliniques:

L'estimation dynamique de la taille de l'échantillon, ainsi que d'autres changements de protocoles, permettent de donner des réponses rapides aux problématiques ou idées soulevées par l'analyse des données. Des gains d'efficacité sont ainsi atteints grâce aux« petits essais », garantissant un niveau d'efficacité similaire et permettant un gain de temps (Cattek J, Chilukui S,Levy 2014).

> La prise en compte des différents résultats des sites de recrutement de patients permettrait à une compagnie pharmaceutique d'identifier les sites sous-développés, de créer de nouveaux sites en ligne si nécessaire, et d'augmenter le recrutement via les sites les plus performants.
> L'utilisation accrue de la saisie de données pourrait aider l'enregistrement des renseignements sur les patients dans les dossiers médicaux électroniques.
> L'utilisation des dossiers électroniques comme principale source de données pour les essais cliniques, plutôt que d'avoir un système séparé,

pourrait accélérer la cadence des essais et réduire la probabilité d'erreurs causées par la saisie manuelle. (Black AD, Car J, Pagliari C, et al. 2014)
La prochaine génération de surveillances à distance des sites, rendue possible par l'accès aux données en temps réel, pourrait améliorer la gestion et les réponses aux questions qui se posent dans les essais cliniques (Cattek J, ChilukuiS ,Levy 2014).

Un manager d'une compagnie pharmaceutique a noté que l'une des questions qui se posent est celle du "*repositioning of a treatment*", un autre sujet d'actualité qui nécessiterait une recherche approfondie et qui attire de plus en plus l'attention.*« Nous voulions faire des découvertes à un rythme plus élevé et d'une manière plus prévisible, plutôt que de pousser des « Eureka » hasardeux, et favorisant l'accès aux connaissances pertinentes du passé. Notre plateforme a été très bien adaptée pour le (Drug repositioning), car elle nous a permis de relever les effets indésirables et de constater l'efficacité des médicaments ».* (Extrait de l'entretien, Manager Pharma 2M US 2013)

Allant plus loin dans la réflexion, nous devons mentionner la nécessité d'améliorer la performance et l'évaluation des essais cliniques afin d'obtenir un niveau de qualité plus élevé des données cliniques. En outre, pour accélérer les essais cliniques et réduire leurs coûts, il faudrait non seulement mettre les installations basées sur les IT en réseau, mais aussi proposer de nouveaux formats standardisés d'essais cliniques.

De nouveaux outils pour répondre aux besoins médicaux non satisfaits: Utilisation des nouvelles technologies

En général, la R&D pharmaceutique doit utiliser des outils avancés. Ceux-ci comprennent de nouvelles techniques de modélisation, telles que la biologie des systèmes, et des technologies de données de production à grande vitesse, s'agissant ici de technologies qui produisent rapidement une grande quantité de données, comme par exemple le séquençage des gènes (*next generation*). Ainsi, au cours les prochains mois (18 à 24), le séquençage du génome humain sera possible pour un coût d'environ100$. (Clinical OMICs, www.clinicalomics.com ; September 2014, accessed June 2014)

L'efficacité des nouvelles données et une meilleure analyse technique favoriseront l'innovation future et enrichiront le portefeuille produit. Du point de vue d'un innovateur, l'innovation est nécessaire non seulement où nous modulons une cible, ou dans ce que nous mesurons, mais aussi pour permettre une meilleure compréhension de ce qui se passe réellement au niveau moléculaire dans une maladie, et comment nous pouvons le traduire en objective clinique afin de proposer une solution.

De nombreuses compagnies se positionnent dans ce champ d'activité, y compris certaines entreprises pharmaceutiques génériques. Elles se concentrent sur les plateformes technologiques offrant un potentiel d'application très important. Certains développements sont susceptibles de contribuer à un meilleur diagnostic et à des traitements plus précis, ce qui peut même devenir une partie intégrante du processus de développement des médicaments et conduiraient aux nouvelles technologies de découverte et d'analyse technique.

L'intégration de grandes quantités de données peut également être utilisée pour tester une compagnie pharmaceutique. Par exemple, une entreprise aura besoin de relier les *génotypes* des patients à des résultats d'essais cliniques afin d'améliorer l'identification des patients sensibles. (Personalized healthcare :pioneer, partnership, progress, 2008, accessed June 2014).

Proposition de valeur: Pour une intégration basée sur les systèmes de fixation des prix et les exigences pharmaco-économiques

Aujourd'hui un nombre croissant de payeurs de soins de santé se concentrent sur les performances pharmaco-économiques des médicaments. La généralisation des dossiers médicaux électroniques leur donne les résultats nécessaires pour identifier les meilleures pratiques médicales. Les entreprises pharmaceutiques génériques innovantes disposent des compétences nécessaires pour prouver l'efficacité de leurs médicaments et mettre en avant leur véritable valeur ajoutée, jusqu'à parfois démontrer que leur version est meilleure que celle vendue sur le marché.

La pression sur les prix, qui vient des politiques de santé en vue de réduire les dépenses, la réduction des marges et le nombre croissant de concurrents a largement influencé l'évolution de ces portefeuilles produits pour de nombreuses compagnies.

Parmi les nombreux segments de marché générique, les compagnies qui choisissent de se lancer dans la concurrence doivent d'abord déterminer leur cible. Chaque segment nécessite une stratégie opérationnelle différenciée et se caractérise également par des marges de bénéfice variées (Crowley PJ, Martini LG. 2004).

Chaque segment générique exige un ensemble de compétences que ce soit au niveau de la R&D, de la fabrication, des ventes ou du marketing. Or, la qualité des compétences requises est similaire à celle du secteur innovant, ce qui permet par ailleurs aux firmes de médicaments originaux de se positionner également sur ces segments de marché. Par ailleurs, les segments génériques classiques exigent des compétences que les grandes compagnies n'ont pas forcément, comme par exemple, la capacité à développer de nombreux produits rapidement. Les compagnies qui décident de s'ouvrir à ces nouveaux segments de marché doivent nécessairement s'investir dans les différentes formes de collaboration, partenariat ou *M&A*.

Discussion

Le rythme rapide des changements sur le marché, les technologies innovantes et la concurrence autour d'un produit rentable (Zaric G. 2010. Smith B. 2011) constituent le début d'une nouvelle ère. Une ère dans laquelle la capacité de création de nouvelles connaissances des entreprises pharmaceutiques génériques est devenue stratégiquement importante.

En raison de la baisse du nombre des *blockbusters*, les entreprises pharmaceutiques génériques tentent de trouver une porte de sortie à cette crise en limitant leur niveau de dépendance au *Big pharma,* ce qui passe nécessairement par des investissements en R&D. Le modèle classique étant très coûteux, le changement de modèle de R&D vise à permettre la création de valeurs sans avoir à recourir aux lourds investissements. Les fabricants de médicaments génériques doivent donc porter une attention accrue à l'analyse de données et rechercher de la valeur dans les résultats obtenus. D'autre part, l'évolution des modèles de R&D est étroitement liée aux changements dont les gouvernements et autres payeurs définissent la valeur des nouveaux produits.

Compte tenu de l'importance des investissements et des compétences requises dans la conduite des essais cliniques et dans l'évaluation des données cliniques pour les thérapies innovantes, les entreprises de génériques ont adopté une nouvelle approche.

La plupart de ces innovations sont basées sur des produits existants et visent à améliorer le niveau de satisfaction du patient. Ces innovations portent donc sur l'administration des différents médicaments, sur la fabrication, la formulation, la technologie ou les nouvelles entités thérapeutiques (NTE) (molécule connue mais reformulée, délivrée ou utilisée afin de répondre aux besoins spécifiques des patients).

Les nouvelles plateformes technologiques permettent à l'industrie des médicaments génériques d'améliorer leur capacité. Et si la compagnie n'a pas directement accès à ces nouvelles plateformes technologiques, elle peut toujours faire le choix du *in-licensing*[24].

Cependant, l'*in-licensing* ne supprime pas le risque associé au développement des médicaments. Pour se

---

[24]Le terme de "*in licensing*" s'utilise dans un contrat ou un accord faisant référence à des produits qui ont été autorisés par une société à une autre société. L'un d'eux est le propriétaire et l'autre reçoit l'autorisation de le commercialiser. En outre, il est utilisé "*Out licensed*" pour l'une des sociétés.

préparer à la période post-2015, plusieurs fabricants de produits génériques se sont investis dans des thérapies de niche tels que l'asthme / les maladies chroniques pulmonaires qui sont difficiles à copier, ou bien dans des domaines tels que les injectables, les inhalateurs, transdermiques [25] et locaux, qui nécessitent des investissements technologiques (Burns LR, Nicholson S, Wolkowski JP. 2012).

Les exemples de réussite de sociétés de génériques ayant restructuré leur modèle de R&D, mettent en évidence d'une manière significative l'émergence d'un nouveau modèle. Or, malgré ces avantages explicites, le changement en R&D ne semble pas être une démarche très courante dans la pratique (du moins pas encore). Néanmoins, la modification de ce modèle est indispensable et un nombre croissant de sociétés pharmaceutiques tentent d'adhérer aujourd'hui aux modèles les plus innovants (Schwaninger M, Janovjak M. 2008, Tesar G.2011).

---

[25] C'est-à-dire qu'il diffuse des ingrédients et molécules à travers la peau

Conclusion

Même si les marchés pharmaceutiques partout dans le monde demeurent toujours très attractifs pour les entreprises pharmaceutiques génériques, les risques qui menacent leur pérennité sont très importants. L'investissement dans la R&D en tant que stratégie à long terme peut être considéré comme une option de marketing moderne adaptée aux grandes entreprises pharmaceutiques génériques. L'adoption d'une stratégie de produits plus innovants est pourtant très recommandée pour tous les autres fabricants de génériques.

En se concentrant sur le modèle R&D et sur *l'open innovation*, la création de valeurs pour beaucoup de firmes pharmaceutiques de génériques devient plus concrète et réelle. Cette nouvelle stratégie rend possible le partage des risques et des bénéfices, l'accès aux nouvelles plateformes technologiques et la prise en compte des besoins médicaux non satisfaits d'une nouvelle génération de patients connectés.

La concurrence au sein de l'industrie pharmaceutique augmente le niveau d'attente et les exigences des consommateurs, qui deviennent plus sélectifs et, par conséquent, exigent de meilleurs produits / traitements (Tesar G. 2014).

La recherche et le développement peuvent devenir des générateurs de valeur pour l'industrie. Compte tenu des changements rapides et des progrès de la science et de la technologie, il est clair que la structure classique ne convient plus aux nouveaux modèles de R&D collaboratifs. Le but est de concevoir une commercialisation plus rapide et une meilleure« adhésion » du patient. Les compagnies pharmaceutiques de génériques qui investissent dans la R&D et utilisent de nouveaux outils et de nouvelles techniques visent à assurer leur pérennité dans un environnement concurrentiel très rude.

Déclaration de conflits d'intérêts : Cette recherche n'a reçu aucun financement et aucune subvention spécifique de la part des organismes de financement du secteur public, commercial ou à but non lucratif.

Questionnaire

Dans le premier questionnaire, réalisé avec l'aide de deux professeurs académiques et les professionnels de l'industrie de santé, nous avons intégré quatre groupes de questions. Le premier groupe rassemble des questions d'ordre général et se focalise sur la genèse du phénomène « innovation » dans l'industrie pharmaceutique générique.

La genèse du phénomène « innovation »
dans l'industrie pharmaceutique générique

1-Can you speak a little about the Genesis/history of Innovative generic products? Since when this new dynamic is detected in the pharmaceutical industry? Was that a continuous flow of innovation in space and time? Is there any recent evolution in this current?

2-What kind of Generic companies can/decide becoming innovative? Can you give us the categories of these companies? Can we find a classification for them? Is this in relation with their history? Size? Geography? Ambitions? Product portfolio? Are trying to escape from price pressure/competition? Are they trying to be different from others? Do they try to capture the new markets?

3- When we hear about the value-added *generics,* is this the innovation on product portfolios or the Innovative Business plans and business strategies are considered as well? What is an innovative Business plan for a so called "super generic" producer? Is this only in regard to the marketing strategies? In communication? In investment? In financing their projects? Other determinants? How are these new "business plans" approved and launched? Can you give us any examples?

4- For you as an expert with lots of experience what is really considered as "Innovation" in this story? Can you give us some examples?

5- How can we measure the innovation (apart from the rate of investment in R&D, if it is available)?

6-What are the complexities for Generic producers to transform their system and becoming more Innovative and less generic, if this is not a technical problem? What kind of obstacles they meet in this way? Can all of the pharmaceutical companies produce "super generics"? Does this depend the economic and health policies of a country? In which countries the environment is more open for launching the super generics and getting the patents?

7-What are the advantages for a generics producer to become innovative? Why all the generic producers do not launch in an innovative portfolio consisting the value added generics, branded generics and specialty generics as well as bio-betters and bio-simialres?

8-What kind of competitive strategies exist between the innovative super generic producers?

9-What are the pricing strategies in super generic companies? Do they have higher prices? To what extent they are more expensive?

Deuxième groupe a essayé de trouver le lien probable entre l'innovation produit et le système d'organisation de la firme, et nos hypothèses de départ :

The group of questions about product portfolios

1-In the product portfolios, how can we distinguish the "supergenerics" from ordinary or commodity generics? As the generics are not the same in all the countries (even their definition varies from one country to another) is there any way to find a homogenous product category?

2-What do you think about the choice of therapeutic class for a super generic producers? How do they choose and focus on the producing a new and original product? The companies like TEVA, producing: generics, supergeneris, Biosimilares and original products how do they function, what is their product policy?

3-What is the future of supergenerics? Some experts think that they should all switch towards the Biosimilares, what do you think about this?

4-What kind of products gain more profits for the company? Generics?Supergeneris?Biosimilares?

5-What kind of external factors influence the product pipeline in an innovator generic company?

6-What kind of internal factors influence the product pipeline in an innovator generic company?

La vraie question : Les « génériques » et les «brands innovants » sont-ils différents dans l'analyse stratégique?

La question de la productivité et de l'orientation de l'activité innovante dans l'industrie pharmaceutique générique

La productivité d'une entreprise pharmaceutique générique dépend de sa stratégie d'innovation, du développement de nouveaux produits, de l'amélioration de produits existants, de l'expansion du portefeuille produit, des marchés clés, de la diversification des segments thérapeutiques et de l'investissement croissant dans la recherche et le développement afin de produire de nouvelles connaissances.

La productivité innovante s'avère essentielle pour la compétitivité à long terme et la rentabilité des organisations. Elle est considérée comme le meilleur outil pour comparer l'efficacité de la gestion entre les différentes unités d'une entreprise ainsi qu'entre différentes entreprises. (Anderson et al 2013). En effet, elle fournit des informations importantes quant à l'efficacité du médicament.

« La productivité n'est jamais un accident. Elle est toujours le résultat d'un engagement envers l'excellence, la planification intelligente, et des efforts ciblés ». (Chauhan, Khan, 2013)

Habituellement, la productivité innovante se mesurait en fonction de la production par unité de temps. Cependant cet indicateur ne suffit plus pour évaluer de façon significative le niveau de productivité, les analystes utilisent donc différents ratios complémentaires. **Ainsi, pour une entreprise pharmaceutique générique, la productivité innovante est analysée à travers des indicateurs tels que le volume de nouveaux produits à valeur ajoutée entrant sur le marché, l'accumulation de la connaissance en matière de nombre de brevets déposés, le nombre de candidats médicaments remplissant une phase réussie de développement clinique, etc.**

Le contexte concurrentiel, la pression croissante pour diminuer les prix et le manque de produits vraiment innovants dans les portefeuilles des *Big Pharma* ont poussé les fabricants de médicaments génériques à réduire leur dépendance à l'égard des compagnies pharmaceutiques originales. En attendant de bénéficier des brevets expirés dans la période 2013-2015, plusieurs sociétés pharmaceutiques génériques se concentrent sur l'innovation et en font une de leurs activités principales. En appliquant la stratégie dite « océan bleu », elles font dorénavant porter la concurrence sur la qualité du produit et non plus sur le prix.

Grâce à notre recherche bibliographique, nous pouvons démontrer que plusieurs entreprises pharmaceutiques génériques ont fait évoluer leurs *business models* traditionnels vers des modèles innovants.

Les résultats de cette nouvelle orientation stratégique des fabricants de génériques varient selon les objectifs et les stratégies qui ont été mis en place à plus ou moins long terme.

Les perspectives d'évolution de l'industrie pharmaceutique et nos objectifs de recherche

Si l'on reprend l'idée généralement admise selon laquelle les médicaments génériques ne sont pas nécessairement rentables pour toutes les classes thérapeutiques, il est légitime de se demander dans quelle mesure ces médicaments pourront influencer l'avenir de l'industrie. Or, l'industrie pharmaceutique générique évolue vers une nouvelle phase d'innovation stratégique en matière de modèles de productivité et s'oriente vers une innovation à faible risque. Cela implique l'utilisation de nouveaux outils et une analyse plus efficace des données.

On observe par ailleurs un changement dans le modèle de R&D, celui-ci reflétant les stratégies novatrices des fabricants qui consistent toutes à capter des parts de marché et à influencer les marchés sans attendre l'expiration du brevet.

La différenciation des produits et l'arrivée de super génériques - ou hybrides - sur le marché, ainsi que l'innovation dans les biosimilaires sont le résultat du changement et de l'évolution dans la gestion des compagnies. Par conséquent, nous constatons que la différenciation des produits passe en second plan, derrière l'importante évolution du modèle d'innovation.

La différence entre les compagnies axées sur l'innovation dans les produits pharmaceutiques génériques et les entreprises pharmaceutiques génériques traditionnelles

Dans notre recherche, nous nous sommes également efforcés de répondre à question suivante : dans quelle mesure les compagnies de génériques axées sur l'innovation diffèrent-elles des entreprises classiques ?

Les compagnies axées sur l'innovation ont pour vocation de devenir un moteur de l'innovation dans l'industrie pharmaceutique et leur but consiste à stimuler, voire même conduire l'évolution du marché dans les années à venir. Les fabricants traditionnels de médicaments génériques, formatés pour copier les procédés de production, sont soit faiblement équipés et sans accès aux nouvelles plateformes technologiques, soit liés aux anciennes normes de gestion, et donc incapables d'adapter leur stratégie ni aux nouvelles tendances des marchés, ni aux changements qui affectent à un niveau mondial les systèmes de soins et de santé.

Capacité de produire le savoir

Le changement dans la structure organisationnelle des entreprises axées sur l'innovation est également lié à la maturité des marchés des produits pharmaceutiques génériques. De nombreux fabricants de médicaments génériques sont passés d'un modèle principalement centré sur les ventes à un modèle répondant aux contraintes actuelles, optant pour la démarche qualité, la proposition de valeur et les services post marketing.

Dans cette nouvelle ère, une connaissance approfondie des besoins et préférences du patient devient primordiale et est déterminante quant au succès du nouveau modèle de gestion. La définition de la qualité des produits, étendue à la qualité d'un produit jugé et évalué par le patient, a contribué à l'évolution de l'industrie du médicament générique. Selon les nouveaux critères de qualité recommandés par la FDA, le produit doit être conçu de façon à répondre aux demandes des patients et à satisfaire leurs attentes quant à la performance du produit (Somma, R 2010). Dans ce cadre, les principaux critères de qualité sont le respect, l'observance et la concordance des attentes tant du patient, que du médecin et du pharmacien.

L'interaction avec les patients, médecins et pharmaciens se retrouve donc au cœur du nouveau modèle de gestion, et c'est là que réside la clé d'un rendement économique plus élevé.

Certaines entreprises pharmaceutiques génériques ont donc franchi un cap, réduisant ainsi le niveau d'incertitude en ce qui concerne l'avenir des entreprises pharmaceutiques génériques sur les marchés matures.

Nous assistons aux prémices d'un nouveau modèle qui a pour conséquence de changer le comportement innovant et d'augmenter la productivité de l'industrie pharmaceutique ; une nouvelle étape pour les entreprises pharmaceutiques génériques qui essayent de rattraper leur retard et de se créer une nouvelle identité sur le marché.

L'introduction sur le marché des premiers médicaments connu sous le nom de Super génériques ou hybrides a été présentée comme nouvelle voie pour l'innovation. Ainsi, en 2011, lors de la première conférence qui s'est tenue à Budapest, le débat sur l'avenir de l'innovation dans l'industrie pharmaceutique et l'émergence de " Super génériques" a apporté de nouveaux espoirs pour les fabricants de génériques.

Les super génériques proposent des propriétés améliorées telles que la sécurité, l'efficacité, la stabilité ou l'amélioration de l'attractivité commerciale (goût, voie d'administration, etc.). La nature ré-innovée de cette catégorie de produits dans l'industrie pharmaceutique, mène à un accès rapide aux produits plus innovants dans les pratiques de santé. Le concept de *Super générique* est également présenté comme la prochaine vague d'innovation dans les années à venir, incarne l'évolution de l'industrie pharmaceutique.

Modification de la définition du médicament générique classique : la diversification

La définition classique de produits pharmaceutiques génériques semble être l'objet de plusieurs modifications. Elle concerne non seulement le produit fini, mais aussi le processus de fabrication et le service après-vente.

Les principaux fabricants de médicaments génériques innovants ont suivi la nouvelle tendance en utilisant les Supers génériques comme un outil stratégique pour compenser la perte de leurs parts de marché et la réduction des marges. Face à la hausse globale des frais de santé, les Super génériques semblent convaincre les contribuables et les payeurs offrant des avantages thérapeutiques à un prix raisonnable.

Cette étude a mis en lumière la capacité de production et d'acquisition de connaissances des compagnies génériques axées sur l'innovation, ce qui stimule l'innovation et leur permet de s'adapter aux changements de l'environnement extérieur.

Les impacts de cette nouvelle stratégie apparaissent à deux niveaux : à l'échelle « micro », les activités de R&D des entreprises pharmaceutiques génériques permettent une augmentation des ventes, l'émergence de nouveaux produits mais aussi de meilleures chances de survie à long terme ; à l'échelle « macro », une profonde transformation technologique, un changement structurel du secteur pharmaceutique, et une amélioration de la productivité. De grandes sociétés pharmaceutiques sont ainsi à même de bénéficier des « inputs » des nouveaux modèles d'innovation, depuis la baisse du nombre des produits radicalement innovants.

Inverser le processus de l'innovation, « Reverse engineering »[26]

L'ingénierie inversée est utilisée pour produire des médicaments génériques en copiant les procédés de fabrication. Pour les scientifiques travaillant pour les fabricants de génériques, toute production d'une version générique comprend la production du produit avec des procédés innovants. De même, une compagnie générique qui veut se placer dans la ligne de production innovante, doit répondre aux besoins cliniques non satisfaits des patients en fonction de la véritable valeur économique pour les systèmes de santé.

Plusieurs entreprises pharmaceutiques génériques ont ainsi breveté leurs nouveaux produits, tant concernant la substance médicamenteuse (brevets de procédés et brevets polymorphes) que les formulations. Cela va au-delà de l'innovation incrémentale. La quantité de brevets délivrés

---

[26]Reverse engineering: When performed by a skilled chemist familiar with this type of detailed analysis, it will lead to the identification, quantification, and characterization of the API and all excipients, in both the core and coatings of a pharmaceutical or supplement. This data can then be used to develop a reformulated product which will meet bioequivalence requirements. Components of reverse engineering :Decoding the quantitative formula, Solid-state characterization of API, Identifying the manufacturing process.(Arvind K. Bansal, VishalKoradia Pharmaceutical Technology)

met en évidence l'importance de l'innovation dans l'industrie pharmaceutique générique et la richesse des connaissances et des compétences techniques dont ces entreprises disposent. Le succès de ces compagnies a démontré qu'il était possible de changer les modèles classiques de «copy-maker» en s'orientant vers de nouveaux produits à valeur ajoutée, de nouvelles stratégies de fabrication et de nouveaux *business models*.

Cependant, l'idée que ces mêmes compagnies soient capables de développer une reformulation et croire que les autorités sauront immédiatement l'approuver et que les patients seront immédiatement en accord paraît illusoire. Une autre étape importante pour la concurrence générique est celle du son glissement de la concurrence fondée sur les prix vers la concurrence concernant la qualité et la gamme des produits.

Si le nouveau " générique innovant " ne tient pas ses promesses en matière d'avantages compétitifs, son développement sera stoppé soit par les autorités, soit par le marché qui mettra les barrières nécessaires pour empêcher l'adhésion des patients. Ainsi, au Royaume-Uni, au-delà du processus d'approbation des médicaments, NICE (Institut national pour l'excellence des produits chimiques) se penche sur le rapport coût-efficacité de l'utilisation des nouveaux médicaments avec des nouvelles indications et se donne le droit de rejeter leur remboursement. (Selon la présentation du Dr Kalantzi, Pharmathen, conférence sur les génériques, Februray 2013 London)

Changement dans le modèle classique de R&D

L'investissement dans la recherche et le développement (R&D) d'une compagnie constituent un des critères d’évaluation du niveau d’innovation. Plus une compagnie investit en R&D, plus elle est susceptible d'absorber de nouveaux concepts dans ses produits en appliquant des changements dans le processus de fabrication grâce aux nouvelles technologies. Cette stratégie se met en place, comme nous l’avons vu, pour conserver son positionnement et ses revenus sur un marché concurrentiel. En outre, avec le nombre croissant de maladies et le vieillissement de la population, la R&D devient nécessaire puisqu’elle permet de développer de nouveaux médicaments plus personnalisés et plus conformes aux besoins des patients.

Ainsi, une compagnie investissant davantage en R&D est susceptible de gagner plus qu'une compagnie qui travaille avec des techniques classiques. La relation mathématique peut être ainsi représentée :

Les investissements en R&D et la productivité

D’autre part, le glissement de la concurrence sur le prix vers une concurrence sur la qualité du produit garantit une proposition de valeur ainsi qu’une différenciation des produits pour les patients/consommateurs. Les nouvelles gammes de produits innovants sont la preuve que les entreprises pharmaceutiques génériques les plus innovantes sont non seulement en train de maîtriser l'innovation incrémentale, mais adoptent également la ré-innovation dans leurs nouvelles stratégies. Dans cette perspective, la biotechnologie, les nanotechnologies et les nano sciences se présentent comme des domaines «stratégiques» en ce qui concerne leur développement scientifique et commercial.

Les portefeuilles produits ré innovés proposent des produits plus personnalisés en fonction des besoins médicaux non satisfaits des patients et sont en mesure de réduire la non-conformité. Certains des nouveaux supers génériques présentent l'avantage d'une dose plus faible, tout en assurant le même effet positif que la version originale et en réduisant considérablement les effets indésirables.

La prédominance de la voie d'administration orale, qui est privilégiée à la fois par le clinicien et par le patient, met en évidence les immenses avancées de la recherche et du développement sur ce point.

Les dispositifs pharmaceutiques continueront à analyser l'observance et la recevabilité auprès du patient. La convergence des systèmes micro-électromécanique et la nanotechnologie avec des applications biologiques offrent une évolution audacieuse dans le développement du médicament. En tant que telle, les entités thérapeutiques améliorées pourraient apporter une innovation plus rapide et à risque minimisé, pour la société et contribuer à améliorer le niveau de santé publique.

Nouvel état d'esprit dans l'organisation

Pour amener l'innovation dans les portefeuilles produits, une nouvelle mentalité innovante est requise au niveau de la direction. Elle doit ensuite s'accompagner d'une transformation des *business models* si l'on veut insuffler un changement réel dans l'industrie.

Afin de bénéficier pleinement de l'innovation, les pionniers doivent non seulement exceller dans l'innovation de produits, mais aussi dans la conception de *business models* design, la compréhension des nouveaux besoins des clients et l'utilisation des nouvelles technologiques.

Nous pouvons voir la preuve que ce changement est bel et bien en train de se produire dans la fusion des objectifs opérationnels et stratégiques de performance au sein de l'industrie.

Retour à nos alternatifs

Notre première alternative portait sur l'évolution du système de management. Nos résultats démontrent que la complexité de l'environnement concurrentiel, la pression de plus en plus forte sur les prix et le manque de produits radicalement innovants dans les portefeuilles des produits pharmaceutiques originaux, menacent la viabilité de l'industrie du médicament générique. À l'échelle mondiale, les entreprises pharmaceutiques génériques cherchent à réduire leur dépendance à l'égard des compagnies pharmaceutiques innovantes. Aujourd'hui, la plupart des entreprises pharmaceutiques se battent pour trouver de nouvelles façons de rester concurrentielles et innovantes. Bien que les entreprises pharmaceutiques génériques puissent encore bénéficier de la perte des brevets dans la période 2015-2020, **plusieurs entreprises pharmaceutiques génériques ont mis l'accent sur l'innovation**.

C'est sur cette base que la question importante est pourquoi les fabricants prospères de génériques entreprendraient des stratégies plus novatrices. Et nous y avons répondu de la façon suivante : les fabricants adoptent une stratégie défensive, ils sont dans l'obligation d'assurer la durabilité de leur activité, et ce sont les progrès technologiques qui leur ont permis d'innover. Au fil de notre recherche, nous nous sommes posé les questions suivantes : Où peut-on observer l'innovation ? dans le système de gestion ? Dans le *business model* ? Comment une compagnie de génériques innovants peut-elle orchestrer et promouvoir un portefeuille innovant ?

L'innovation est présente à tous les niveaux, mais **le point de départ** dépend systématiquement **de la vision du manager et du système d'organisation de l'entreprise.** Adapter le *business model* d'une entreprise pharmaceutique générique penché vers l'innovation nécessite de l'adapter à l'évolution des marchés, au comportement des consommateurs et à la technologie moderne.
La seconde aborde la façon dont les nouveaux *business models* tentent d'intégrer la création de valeurs, la proposition de valeur et le concept de la valeur partagée au cœur de leur modèle. Le patient / consommateur joue un rôle beaucoup plus important dans ce contexte. Les entreprises pharmaceutiques génériques doivent faire face aux exigences des contribuables et des fournisseurs tiers, qui visent à freiner la hausse des coûts des soins de santé. En effet les entreprises pharmaceutiques génériques sont obligées de démontrer les avantages thérapeutiques de leurs produits par rapport à ceux de leurs concurrents afin de prouver leur supériorité dans le choix du remboursement des soins pharmaceutiques.

La troisième s'est penchée sur les différentes catégories d'innovations. Afin de définir un cadre hiérarchique, nous avons situé la ré-innovation entre l'innovation radicale et l'innovation incrémentale.

Les entreprises pharmaceutiques génériques adoptent de nouvelles plates-formes technologiques, de nouveaux composants et de nouvelles configurations pour assurer le respect du patient et améliorer sa qualité de vie. Les super génériques, les biosimilaires, les bio-supérieurs et les versions à valeur ajoutée font partie des nouveaux produits possibles, et sont le fruit de cette dynamique innovante.

La quatrième nous conduit aux produits mentionnés «Super génériques » ou «entités thérapeutiques améliorées» ou encore « produits hybrides». Il s'agit ici d'une version améliorée des médicaments existants. Ils sont situés entre les médicaments radicalement innovants et les génériques classiques. Issus de la stratégie de différenciation du produit, et résultats d'une politique de marketing adaptée aux besoins actuels des systèmes de santé, ils offrent un avantage thérapeutique et répondent à un besoin médical ou clinique non satisfait.

La cinquième nous conduit à la nouvelle orientation de la concurrence. Ici, il n'est plus question de laisser s'envoler les profits attendus dans la guerre des prix avec les nouveaux concurrents. Le produit lui-même et les services post marketing fournissent de meilleurs atouts concurrentiels et influencent les acheteurs. Une meilleure qualité du produit garantit la proposition de valeur et comble l'attente des patients pour une valeur partagée respectant ses besoins. Les portefeuilles produits ré-innovés proposent des produits plus personnalisés en fonction des besoins médicaux non satisfaits des patients.

En outre, avec l'application du modèle de ré-innovation, les fabricants misent sur une nouvelle structure organisationnelle basée sur une innovation à faible risque. Il est possible de détecter les changements attendus chez certains supers génériqueurs (les compagnies génériques innovantes), que ce soit dans le modèle de R&D ou dans les outils utilisés en R&D.

Tous se positionnent pour gagner les marchés émergents et séduire à nouveau les marchés matures. Ainsi, l'industrie pharmaceutique générique évolue vers une nouvelle ère d'innovation stratégique. Cela implique l'utilisation de nouveaux outils et le recours à une analyse plus efficace des données du système de santé et des traitements existants. Ce changement reflète aussi le besoin d'accélération des réponses thérapeutiques. Étant donné l'importance des besoins médicaux non satisfaits des patients et la croissance de la demande pour des traitements efficaces et abordables au niveau mondial, les nouveaux modèles innovants devraient trouver de solides débouchés.

L’ouverture vers de nouvelles perspectives de recherche

Afin d’élargir notre champ d’analyse et d’approfondir notre travail, des études complémentaires pourraient être menées sur le rapport coût-efficacité des versions super génériques dans différents pays et dans différents systèmes de santé. Ces études devront mobiliser une méthodologie de **recherche quantitative**, évaluant par exemple le nombre d'approbations obtenues par le biais de la procédure 505(b)(2) et le nombre de dépôts de brevets effectués par les entreprises pharmaceutiques génériques innovantes, deux indicateurs du niveau d’innovation.

D’autres études pourraient également approfondir le thème de la participation des fabricants de médicaments génériques à des alliances stratégiques pour l'investissement en R&D. L’évolution du nombre de ces compagnies dans les prochaines années permettrait de mesurer la vitesse de changement dans ce secteur et donnerait une indication intéressante quant au positionnement des entreprises pharmaceutiques génériques par rapport aux compagnies de marque originale.

L’orientation des entreprises pharmaceutiques génériques innovantes vers les biosimilaires constitue une autre piste de recherche. Combien d’entreprises pharmaceutiques génériques décideront de changer leur production et d’investir dans les biosimilaires? Cela signifie-t-il que les investissements dans les produits chimiques diminueront ? Quelle sera la réaction des Big Pharma ? Comment la baisse du nombre des produits innovants dans les pipelines des Big Pharma va-t-elle évoluer?

Il serait par ailleurs intéressant d'évaluer le taux de réussite des fabricants de médicaments génériques qui ont investi dans les biosimilaires et l'évolution de leurs parts de marché. Les défis du« *Market Access* » des super génériques / hybrides font partie des débats à suivre dans les prochaines années. Quels sont les meilleurs marchés pour cette catégorie de produits et quel type de système de remboursement accepte par la prise en charge?

Il faudrait également approfondir l'analyse des motivations des fabricants de médicaments génériques, les motivations portées sur le choix de la stratégie d'innovation. Quelles alternatives stratégiques les fabricants de médicaments génériques déploient-ils aujourd'hui et quelles sont leurs motivations?

Mot de la fin, pour les autorités de santé

L'utilisation accrue des médicaments génériques est encouragée par de nombreux systèmes de soins de santé. Les politiques concernées sont souvent mises en place pour favoriser la consommation de produits pharmaceutiques génériques. On peut constater que les systèmes qui facilitent l'entrée des produits pharmaceutiques génériques sur le marché, ou qui mettent en place les incitatifs financiers pour leur utilisation, sont les mieux placés pour atteindre le double objectif d'augmenter la consommation de médicaments génériques et la création d'un marché concurrentiel autour de la même version d'un produit pharmaceutique. Une politique permettant la substitution des génériques à valeur ajoutée est aussi nécessaire. Cependant, la substitution des génériques /hybrides, bien que souhaitable, n'est pas une condition nécessaire et suffisante pour une utilisation ultérieure. Des programmes de formation destinés aux médecins sont nécessaires pour favoriser un comportement de prescription en faveur des génériques hybrides, ce qui aurait un impact considérable sur leur vente. Le contrôle continu de la qualité des médicaments génériques et des hybrides encouragerait également l'utilisation de versions améliorées [27] pour satisfaire davantage les patients et améliorer leur qualité de vie.

Si les consommateurs/patients ont des doutes sur les standards des médicaments génériques ou leur qualité, ils seront souvent enclins à les refuser et de la même façon qu'ils refuseront les versions hybrides. Ainsi, assurer la qualité, la sécurité et l'efficacité des médicaments

[27] Value added medicines

génériques / hybrides sont des impératifs pour la politique de santé.

Les génériques ont été critiqués au passé et accusés d'être **inférieurs à la marque** ou de présenter des déficiences en termes de qualité. Ces problèmes étaient liés, en partie, à un non-respect des directives de bonnes pratiques de fabrication, ou à des lacunes dans les inspections. Or, les bonnes pratiques de fabrication sont souvent respectées dans le cas des produits à valeur ajouté/ hybrides, grâce à l'application d'un ensemble de principes : la garantie d'une fabrication sous licence avec des locaux et des procédés inspectés régulièrement afin d'assurer la conformité des produits aux normes de qualité, de sécurité et d'efficacité les plus récentes.

Les exigences essentielles de la sécurité constituent toujours un défi majeur avant l'arrivée sur le marché.

Dans le cas des produits génériques innovants, les changements réglementaires peuvent faciliter leur accès aux marchés et assurer l'accès des patients à des traitements plus efficaces.

Forces et limites de cette étude

Nous pouvons énumérer un certain nombre de points qui font, selon nous, la force de notre recherche :

- La **nouveauté du sujet** et l'espoir qu'il puisse stimuler, la création de nouveaux modèles d'innovation.
- **Les méthodes de recherche qualitatives** qui nous ont permis d'être en contact direct avec les PDG des sociétés et d'obtenir ainsi des informations inédites. La richesse de la communication entre le

milieu académique et le milieu industriel qui crée un impact très positif et motivant, déclencheur d'espoir dans le monde industriel, et facteur d'orientation vers de nouvelles recherches dans le milieu pharmaceutique.
La gestion d'une productivité innovante qui va réorienter l'industrie pharmaceutique générique loin du modèle « copy-maker ».

Nous avons eu de nombreux feedbacks depuis la publication du premier article à ce sujet et de nombreux industriels nous ont demandé de continuer à les informer sur les changements futurs et sur l'évolution de cette nouvelle vague.

Il y a un grand nombre de patients parmi les lecteurs et nous pouvons espérer que cette recherche a eu également un impact, tel un message d'espoir, sur les patients.

En revanche, le manque de données quantitatives lors de la préparation de cette étude était peut-être la principale faiblesse. Nous ne disposions que de quelques études scientifiques éparses et la modélisation n'a pas été possible. La confidentialité qui règne dans les compagnies pharmaceutiques nous a empêchée de récolter toutes les informations souhaitées. S'informer sur les activités des compagnies constituait un véritable défi qui a été à chaque fois relevé. Plusieurs sociétés indiennes devenues producteurs de Super génériques / hybrides ont catégoriquement refusé de donner des détails sur leurs activités.

En conclusion, nous pouvons dire que cette recherche a mis en évidence que la crise de l'innovation produit qui affecte aujourd'hui l'industrie pharmaceutique ne pourrait être que temporaire étant donné l'éventail de possibilités offertes par les nouvelles technologies. Le changement d'orientation de certains des grands fabricants de médicaments génériques, reflète peut-être l'évolution des marchés et des technologies des industries classiques.

Notre recherche nous a permis d'analyser une des voies possibles pour sortir de la crise de l'innovation dans l'industrie pharmaceutique. L'évolution de la vision du manager peut avoir un impact depuis le *business model* jusqu'à la gestion du portefeuille produit. Pour les entreprises pharmaceutiques génériques classiques qui souhaitent se lancer dans l'aventure de l'innovation, il reste à surmonter les obstacles réglementaires, tandis que la problématique du remboursement requiert la bonne gestion du produit et de l'organisation.

Cette étude s'est focalisée sur « l'évolution» de certains grands groupes de fabricants des médicaments génériques, ayant poussé leur organisation à prendre une nouvelle direction en devenant plus innovante et moins « générique ». Les résultats ne sont pas observables dans toutes les entreprises pharmaceutiques génériques, mais la survie des petites et moyennes entreprises pharmaceutiques génériques dépend de cette réorientation.

Ce changement, considéré comme une nouvelle stratégie de R&D, privilégie le développement de nouvelles entités thérapeutiques (NTE), acronyme créé par TEVA pour décrire son modèle d'innovation produit. NTE ou Supers génériques, peu importe le nom, l'avenir de ces médicaments est indiscutable selon TEVA. Grâce à cette vision innovante, les Supers génériques / NTE vont être au-devant de la scène industrielle et marqueront les prochaines années.

Toutefois, les entreprises pharmaceutiques génériques innovantes ne forment pas de groupes homogènes puisqu'ils utilisent différents modèles de R&D et différentes stratégies d'innovation, ne fournissant pas les mêmes efforts et ne mobilisant pas les mêmes outils.

Tous les efforts sont orientés vers la réalisation de profits, et qui dit profit dit nécessairement productivité. La modification d'un portefeuille produit existant est une décision difficile, mais elle offre une stratégie défensive qui peut sauver l'avenir de l'entreprise et régénérer l'industrie.

En résumé, fournir des produits super génériques/hybrides innovants à faible risque et de haute qualité, avec des effets secondaires réduits, satisfera les patients et assurera la conformité réglementaire. Cette stratégie pourra en même temps affaiblir le business de produits pharmaceutiques contrefaits. De plus en plus, des entreprises pharmaceutiques génériques, avec l'expertise scientifique et la technique adéquate, adoptent cette approche.

Rares sont les entreprises qui innovent de leur propre initiative. Il leur faut une motivation puissante. Si les entreprises pharmaceutiques génériques restructurent leurs portefeuilles produits, c'est uniquement dans une perspective de réussite financière. Cette démarche nécessite de nouveaux réseaux d'innovation, de nouveaux fournisseurs de recherche, de nouveaux clients, et de nouveaux régulateurs.

À la suite de nouvelles collaborations avec les nouveaux réseaux et les nouvelles organisations, de nouveaux facteurs de succès contribuent à la compétitivité dans des marchés turbulents où les technologies évoluent rapidement.

Des produits pharmaceutiques génériques réussis doivent s'éloigner des conceptions dominantes. Mieux vaut s’investir dans de nouvelles formes d’organisation et prendre de la distance avec le modèle classique de R&D. En effet, le Big Pharma n’est plus en mesure de fournir suffisamment de résultats, son modèle étant trop coûteux, trop risqué.

Pourtant, le modèle classique d’innovation où la R&D est toujours à l’épreuve des barrières de réglementation, l’augmentation de coûts de la recherche. De plus le Big Pharma devient trop grand pour gérer l'innovation. C’est pour cette raison que l’initiative de certaines entreprises pharmaceutiques génériques, visant à fournir des produits innovants pour répondre aux pressions sur les prix, aux marges réduites, à la pression du gouvernement, de la concurrence, des marchés matures, est aujourd’hui fortement valorisée.

Quelques définitions

Un médicament générique est un médicament développé pour être similaire à un médicament déjà autorisé (le médicament de référence[28]).

Il contient les mêmes principes actifs que le médicament de référence et il est utilisé aux mêmes doses pour traiter les mêmes affections que le médicament de référence. Cependant, le nom du médicament, son apparence (comme la couleur ou la forme) et son emballage peuvent être différents de ceux du médicament de référence[29]. En effet, une définition scientifique de la bioéquivalence précise les conditions d'interchangeabilité thérapeutique [30] .La définition légale du médicament générique a été introduite dans le code de la Santé Publique depuis 1996 : article L.5121-1 CSP modifié par Loi n°2008-1330 du 17 décembre 2008 - art. 49 qui résulte elle-même de la transposition de l'article 10.2. de la directive 2001/83/CE instituant un code communautaire relatif aux médicaments à usage humain :

"Sans préjudice des articles L. 611-2 et suivant du code de la propriété intellectuelle, on entend par spécialité générique d'une spécialité de référence, celle qui a la même composition qualitative et quantitative en principes actifs, la même forme pharmaceutique et dont la

---

[28] Le médicament de référence est le même que la version originale ou innovante

[29]European Medicines Agency.

[30]Plus que sa définition, c'est l'existence même du générique qui est importante, celle-ci dépendant fortement de l'échéance du brevet. À l'expiration de ce dernier, plusieurs versions génériques apparaissent rapidement sur le marché avec des prix moins élevés (cette différence de prix est estimée entre 30 et 50 % moins cher que les versions originales).

bioéquivalence avec la spécialité de référence est démontrée par des études de biodisponibilité appropriées.

Une spécialité ne peut être qualifiée de spécialité de référence que si son autorisation de mise sur le marché a été délivrée au vu d'un dossier comportant, dans des conditions fixées par voie réglementaire, l'ensemble des données nécessaires et suffisantes à elles seules pour son évaluation.

Pour l'application du présent alinéa, les différentes formes pharmaceutiques orales à libération immédiate sont considérées comme une même forme pharmaceutique.

De même, les différents sels, esters, éthers, isomères, mélanges d'isomères, complexes ou dérivés d'un principe actif sont regardés comme ayant la même composition qualitative en principe actif, sauf s'ils présentent des propriétés sensiblement différentes au regard de la sécurité ou de l'efficacité." (Legifrance, *articles L. 611-2, L.5121-1)*

Un médicament générique est donc un médicament identique ou bio-équivalent à celui d'une marque (appelé médicament *princeps* contenant le principe actif de référence), mais produit et vendu sous sa Dénomination Commune Internationale(DCI)[31]. Pour autant, il peut ne pas être la copie conforme du *princeps* en matière de forme, couleur ou de taille. (Conseil National de l'Ordre des Médecins, 2013)

[31]La DCI, Dénomination Commune Internationale, correspond au nom de la substance active contenue dans un médicament. Elle est définie par l'OMS (Organisation Mondiale de la Santé) et permet d'éviter tout risque de confusion. Elle sert de langage commun à l'ensemble des professionnels de santé et des patients, quelque soit leur pays.

À quel moment un médicament générique peut-il être développé[32]?

Nous nous référons à l'explication donnée dans le rapport du Conseil National de l'Ordre des Médecins : « Lorsque les droits de propriété intellectuelle ont expiré, on dit que l'invention "tombe dans le domaine public". Dans ce cas, le médicament original peut être légalement copié. En pratique, dès lors qu'un médicament est autorisé depuis au moins dix ans dans un État membre de l'Union européenne et qu'en outre, le brevet est échu, il peut être mis sur le marché comme médicament générique. (Rapport adopté lors de la session du Conseil National de l'Ordre des Médecins du 4 février 2010 Docteur Pierre HECQUARD)

La commercialisation des génériques :

Une entreprise pharmaceutique générique ne peut développer un médicament générique destiné à la commercialisation que « lorsque la période d'«exclusivité» dont bénéficie le médicament de référence a expiré. Cette période d'exclusivité est conforme à la loi de la société qui a développé le médicament innovant, sur lequel est basé le médicament générique. L'innovateur original bénéficie d'une exclusivité pour les données et la commercialisation conformément à la législation pharmaceutique (en général pendant 10 ans à compter de la date de la première autorisation). Dans le cas de la stratégie « Ever greening»[33] une extension de la protection

[32] European Medicines Agency, 2011, « Questions et réponses relatives aux médicaments génériques ».

[33] Un procédé nommé *Evergreening* permet à l'industrie pharmaceutique de prolonger les brevets de ses médicaments originaux par des modifications minimes de formule. Selon des chercheurs, cela entraîne à Genève des coûts supplémentaires de

d'un médicament innovant est demandée par l'innovateur. Cette protection s'applique aux nouvelles utilisations du médicament, comme de nouvelles indications. Pendant la validité de cette protection par un «brevet d'utilisation», aucun médicament générique ne peut être commercialisé pour l'indication protégée, même si la période d'exclusivité pour le médicament de référence a expiré. Jusqu'à la date d'expiration du brevet d'utilisation, des médicaments génériques ne peuvent être commercialisés que pour des indications qui ne sont pas brevetées ». (Conseil National de l'Ordre des Médecins, 2013)

Les entreprises pharmaceutiques génériques peuvent également choisir de développer une version générique basée sur un médicament de référence, mais présentée sous un dosage différent ou avec une voie d'administration distincte du médicament de référence. Ils peuvent également décider de développer un médicament avec une indication légèrement différente, comme une indication limitée par exemple, qui permettra d'utiliser le médicament sans prescription médicale. **Ce type de médicament est appelé médicament «hybride», parce que son autorisation repose en partie sur les résultats d'essais cliniques du médicament de référence et en partie sur de nouvelles données.**

---

plusieurs millions de francs pour le système de santé. La méthode, baptisée *Evergreening*, a permis à certaines entreprises pharmaceutiques de conserver leurs parts de marché dans le canton de Genève, et d'y esquiver la concurrence des médicaments génériques ainsi que les mesures destinées à faire baisser les frais du domaine de la santé.http://www.arcinfo.ch/fr/economie/pharma-pas-de-reelles-innovations-et-pourtant-des-brevets-sont-accordes-575-1191628

Quels sont les Super génériques ou les produits hybrides ?

Ces produits thérapeutiques sont connus comme NTE[34] ou des produits hybrides. Les produits thérapeutiques à valeur ajoutée sont des produits qui offrent un avantage thérapeutique ou une différence par rapport au produit « *me-too* » que ce soit en matière de satisfaction du patient, au niveau de la conception du produit ou tout simplement au niveau du procédé de fabrication qui est plus efficace et plus performant.

Le développement des produits thérapeutiques améliorés est réalisé par la R&D. Il est assuré par les programmes de gestion du cycle de vie du produit dans l'industrie des médicaments originaux. Il y a plusieurs années, les autorités de réglementation ont posé des lignes directrices quant aux exigences requises pour leur enregistrement

Un produit super générique est une version améliorée d'un médicament original qui a perdu la protection du brevet du produit (Ross 2010). Cependant, d'autres brevets protègent la formulation ou la composition du médicament dans une version améliorée ou dans le système de libération du médicament. Le brevet du produit pour le médicament original est soit expiré, soit contourné par la société de développement de super génériques.

Les médicaments à modification progressive (IMD) sont également appelés super génériques. La nature de l'amélioration peut inclure l'administration de médicaments, la fabrication ou la technologie de reformulation. Les entreprises qui produisent les super génériques sont soumises à une réglementation plus sévère

[34]New therapeutique entities

pour obtenir l'autorisation de leur commercialisation par rapport aux fabricants de médicaments génériques. Le produit final peut obtenir une prime notable sur les prix des médicaments génériques classiques une fois l'autorisation de commercialisation obtenue. Selon le type de modification apportée à la formule d'origine, si le super générique est en cours d'élaboration, que ce soit pour la même indication ou pour une indication différente, des recherches supplémentaires seront nécessaires pour obtenir l'approbation du produit reformulé.

Dans l'article 10 (3) de la directive 2001/83/CE, la réglementation européenne fait une différence entre les génériques et les hybrides: pour les hybrides, les résultats des tests précliniques et des essais cliniques sont nécessaires dans les trois cas suivants:

Lorsque la définition stricte d'un «médicament générique» n'est pas remplie;

Lorsque les études de biodisponibilité ne peuvent être utilisées pour démontrer la bioéquivalence;

Lorsqu'il y a des changements dans la substance active, les indications thérapeutiques, le dosage, la forme pharmaceutique ou la voie d'administration du produit générique par rapport au médicament de référence.

Ces demandes devront donc s'appuyer en partie sur les résultats des tests précliniques et cliniques pour un produit de référence et en partie sur des nouvelles données.

En résumé, la différenciation doit trouver de nouvelles indications, formulations ou méthodes d'administration. Les médicaments peuvent révéler des mécanismes imprévus dans une maladie, conduisant à de nouvelles idées et à de nouveaux médicaments.

Au cours de notre recherche, nous avons associé la production des supers génériques, en tant que nouveaux produits, à la nécessité d'une innovation durable (Mac Gregor s, Carleton T 2013)[35].

Les Biosimilaires

Selon le rapport de ANSM (2013)[36], les médicaments biologiques similaires à des médicaments de référence ne remplissent jamais toutes les conditions pour être considérés comme des médicaments génériques, en raison notamment des caractéristiques des procédés de fabrication, des matières premières utilisées, des caractéristiques moléculaires et des modes d'action thérapeutiques. Dès lors qu'un médicament biologique ne peut être considéré comme un médicament générique, les résultats d'essais appropriés doivent être fournis afin de satisfaire aux conditions relatives à la sécurité (essais précliniques) ou à l'efficacité (essais cliniques), ou les deux (Directive 2004/27/CE).

La directive 2004/27/CE définit le biosimilaire en ces termes : « Lorsqu'un médicament biologique qui est similaire à un médicament biologique de référence ne remplit pas les conditions figurant dans la définition des médicaments génériques, en raison notamment de différences liées à la matière première ou de différences entre les procédés de fabrication du médicament

---

[35]Sustaining innovation, collaboration models for a complex world

[36] http://ansm.sante.fr/var/ansm_site/storage/original/application/6187b427efca64d2a15e496ff691158e.pdf

biologique et du médicament biologique de référence, les résultats des essais précliniques ou cliniques appropriés relatifs à ces conditions doivent être fournis »

À la différence des médicaments génériques, la réglementation européenne a prévu une voie d'accès au marché sur la base d'une AMM spécifique pour les biosimilaires. Les données précliniques et cliniques requises, permettront de prouver la comparabilité de la copie et du *princeps* sur le plan de l'utilisation thérapeutique[37]. (Leem 2011)

En Europe, les premiers brevets sur les produits biopharmaceutiques ont expiré en 2001, et les premiers médicaments biosimilaires ont été approuvés par *European Medicines Agency* en avril 2006. À ce jour, les produits biosimilaires de l'érythropoïétine humaine recombinante (époétine alfa et l'époétine bêta), le G-CSF (filgrastim)[38], ainsi que les hormones de croissance (somatropine) sont entrés sur le marché européen. Dans les années à venir, les brevets de certains produits biopharmaceutiques majeurs tels que les interférons[39] et

---

37 http://www.leem.org/article/les-biomedicaments-une-nouvelle-generation-de-traitements-0

38 Selon Vidal le filgrastim est un r-metHuG-CSF. Le G-CSF (*Granulocyte-Colony Stimulating Factor*), facteur de croissance hématopoïétique granulocytaire humain, est une glycoprotéine qui régule la production et la libération des polynucléaires neutrophiles fonctionnels à partir de la moelle osseuse.

39 Substance fabriquée par l'organisme, et ayant des propriétés antivirales et anticancéreuses susceptibles de s'adapter au fonctionnement immunitaire (système permettant à une personne de se défendre). Il existe donc un rapport étroit entre les interférons et les capacités du système immunitaire. Les interférons font partie des cytokines. Ce sont de petites protéines, sécrétées par différents types de cellules, ayant une action régulatrice et stimulatrice du système immunitaire. Ils sont fabriqués par les globules blancs.

les insulines entreront dans le domaine public. (Rey Nathalie 2010)

Cela conduira probablement à l'entrée sur le marché d'un certain nombre de produits biosimilaires. Étant donné qu'il peut y avoir quelques incertitudes concernant la sécurité à long terme et l'efficacité d'un biosimilaire, le rapport coût-efficacité d'un médicament biosimilaire doit être calculé à différents moments dans le cycle de vie du produit.

Les fabricants des biosimilaires n'ont généralement pas accès aux données ni aux détails concernant le mode de fabrication ni encore à l'ingrédient actif du médicament de référence. (Weiss 2007) Par conséquent, ils doivent concevoir leur propre processus de fabrication dans le but de créer un produit le plus proche possible du produit original.

En raison des différences inévitables des processus de fabrication, que ce soit au niveau des processus de fermentation et de purification ou bien dans , l’utilisation d’excipients différents, les attributs de qualité du biosimilaire et des médicaments de référence ne sont pas strictement identiques. Une telle variabilité est un fait scientifique qui a été accepté par la communauté scientifique et problématique réglementaire depuis l'introduction de la biotechnologie pour la production de médicaments biologique.

Puisqu’il est fortement improbable qu’un biosimilaire soit identique à son produit de référence, la « norme générique» est insuffisante pour le développement, la réglementation, l'évaluation et l'autorisation d'un tel produit. Pour cette raison, nous soutenons que le terme biogénérique est scientifiquement incorrect et qu’il ne doit pas être utilisé pour un biosimilaire. (Daumas Céline 2010)

Dans l'UE, tout biosimilaire soumis à l'approbation est évalué à travers un exercice de comparaison approfondie avec le produit de référence, dont une comparaison des attributs de qualité, mais également un suivi grâce à des études comparatives non cliniques. Cette évaluation est jugée nécessaire pour des raisons de sécurité, ainsi que des études cliniques, **afin d'assurer la ressemblance concernant les** caractéristiques physico-chimiques, la sûreté et l'efficacité (Rapport de ANSM). Il convient de noter que la comparabilité d'un exercice est également nécessaire pour des médicaments biologiques *princeps* lorsque des modifications du processus de fabrication sont effectuées. (Trouvin, Prugnaud, 2011)

Les Biobetters

On ne trouve pas de définition officielle des *biobetters*. Ce sont des médicaments qui présentent quelques modifications moléculaires, chimiques ou autres, qui apportent une amélioration par rapport au médicament original (et ses concurrents biosimilaires) et procurent quelques avantages supplémentaires, comme une meilleure efficacité et une sécurité renforcée.

Pour les petites sociétés, il s'agit de trouver un nouveau produit biologique plus sûr et plus efficace que ceux de la même famille déjà sur le marché. Le *biobetter* peut se différencier par la structure de la substance active, et peut très probablement donner lieu à un comportement clinique autre en raison de la puissance différente ou de l'immunogénicité[40], etc. D'un point de vue réglementaire, une demande de version «mieux/better» devrait être étayée par des données montrant un avantage cliniquement significatif sur un produit de première génération.

L'avantage du *biobetter* sur le biosimilaire résulte de l'incertitude de processus complexes impliquant des connaissances scientifiques et une certaine connaissance des marchés, ouvrant ainsi la possibilité de créer de *la valeur économique* de plusieurs manières. (Cf. résultats des interviews)

Alors que les biosimilaires promettent le même effet que celui du médicament d'origine à un prix réduit, un *biobetter* dispose d'une modification moléculaire ou chimique qui constitue une amélioration par rapport au médicament d'origine, telle que la réduction d'effets secondaires.

Dans notre recherche, nous considérons les *biobetters* -ou biosuperior comme de nouvelles versions de médicaments qui ont été améliorés afin de fournir des avantages distincts comme un meilleur profil de sécurité ou des prises moins fréquentes. Ils sont fabriqués à partir de petites modifications dans la molécule existante. Les *biobetters* sont généralement la cible des traitements à effet de longue durée et plus efficace. (Beck, 2011)

---

[40] L'immunogénicité peut être définie comme étant le pouvoir d'un antigène à induire une réponse immunitaire chez un individu donné et dans des conditions appropriées.

Innovation Incrémentale : (de caractère mineur)

Selon la définition de *Laval*[41] technopole, l'innovation incrémentale consiste à améliorer un produit, un service ou un procédé, constamment et presque imperceptiblement. Celle-ci est généralement conduite par les acteurs en place qui essaient, sans prendre de grands risques, de faire évoluer leurs offres afin de rester compétitifs. (*http://www.laval-technopole.fr/degres-innovation*). L'innovation incrémentale est plus accessible et moins risquée et repose habituellement sur les compétences maîtrisées par l'entreprise. C'est donc par là qu'il faut souvent commencer son apprentissage de l'innovation. L'innovation incrémentale permet de prolonger la durée de vie d'un produit en le faisant évoluer au fil des besoins et des technologies, jusqu'à ce qu'il soit enfin remplacé par un produit issu d'une innovation de rupture.

Innovation radicale

De plus grandes ampleurs, et individualisées, elles matérialisent une rupture totale et irréversible dans les procédés. Mais le changement dans l'organisation, l'achat d'une machine ou les lignes de produits revêtent souvent un caractère radical. Il s'agit de ruptures qui modifient non seulement un but immédiat et explicite (un nouveau produit), mais aussi la totalité des étapes de l'organisation de la production. (Aissielou G, 2008)

Ré-innovation

Outre les deux innovations traditionnelles, les innovations radicales et incrémentales, il existe une troisième catégorie

---

[41] https://www.laval-technopole.fr/

correspondant aux ré-innovations, ces dernières étant caractérisées par leur potentiel à créer un avantage compétitif tout en réduisant les coûts et les temps de réalisation. Les produits réinnovés sont créés à partir de produits qui ont eu un grand succès commercial. Leur création nécessite de nouvelles plateformes, de nouveaux composants ou de nouvelles configurations avec des avancées technologiques par rapport aux produits ou procédés de fabrication précédents. (Cheng et Shiu 2008)

Innovation produit

C'est un nouveau produit qui, grâce à la technologie, apporte des reformulations nouvelles au client. (www.laval-*technopole.fr/formes-innovation)*

Innovation de procédé : Souvent invisible pour le client, l'innovation de procédé modifie la façon de fabriquer le produit, et permet par exemple d'atteindre des efficacités cliniques jusqu'à présent inaccessibles, ou de réduire les coûts de fabrication.

Innovation marketing

Elle consiste à modifier la façon dont le produit est mis en valeur afin d'en assurer la vente.

Innovation dans le *business model*

Elle désigne le changement dans la façon dont un projet ou une activité doit générer des revenus (vente, marketing, commissions, services payants, etc.). (Définition d'Alex Osterwalder)

Bibliographie

-Accenture. The future of pharmaceutical innovation, tackling the R&D productivity gap, http://www.accenture.com/SiteCollectionDocuments/PDF/Accenture-The-Future-of-Pharmaceutical-Innovation-Tackling-the-RD-Productivity-Gap-ONLINE.pdf (2011, accessed June 2014).

-Alexy O and Reitzig M. Managing the business risks ofopen innovation, http://www.mckinsey.com/insights/innovation/managing_the_business_risks_of_open_innovation (2012, accessed June 2014).

-A special report on managing information: data, data everywhere. The Economist, 25 February 2010; and special issue on Dealing with data, Science, 11 February 2011.

- Barei Le Pen Simoens.The generic pharmaceutical industry, moving beyond incremental innovation.GaBi J 2013; 2: 9–13.

-Baines DA. "Problems facing pharmaceutical industry and approaches to ensure long term viability".Master Thesis, University of Pennsylvania, http://repository.upenn.edu/cgi/viewcontent.cgi?article¼1032&context¼od_theses_msod (2010, accessed June 2014).

-Big data: the next frontier for innovation, competition and producing,www.mckinsey.com/. . ./big_data_the_next_frontier_for_innovation (2011, accessed June 2014).

-Black AD, Car J, Pagliari C, et al. The impact of e-Health onthe quality and safety of Health, https://www1.imperial.ac.uk/resources/32956FFC-BD76-47B7-94D2-FFAC56979B74/(2008, accessed May 2014).

-Booth B and Zemmel R. Prospects for productivity. Nat RevDrugDiscov 2004; 3: 451–456.

-Burns LR, Nicholson S and Wolkowski JP. Pharmaceutical strategyand the evolving role of merger and acquisition.Bookchapter.The business of healthcare innovation.CambridgeUniversityPress, 2012.

Burns LR and David M. The business of health care innovation.Cambridge University Press, 2012.

- Clinical OMICs, www.clinicalomics.com (September 2014,accessed June 2014).

-Cattek J, Chilukui S and Levy M. How big data can revolutionizepharmaceutical R&D?, McKinsey, http://www.mckinsey.com/ Black AD, Car J, Pagliari C, et al. The impact of e-Health and_services/how_big_data_can_revolutionize_pharmaceutical_r_and_d (2013, accessed June 2014).

- Chan Kim W and Mauborgne R. Blue ocean strategy: how to create uncontested market space and make competition irrelevant.Boston: Harvard Business School Press, 2004.

-Chesbrough Henry, Open Innovation: The New Imperative for Creating and Profiting from Technology », *Harvard Business School Press, 2003.*

-Conner JB, Bawa R, Michael Nicholas J, et al. Copaxone in the era of biosimilars and nanosimilars, http://amsocnanomed.org/files/www/Copaxone_in_the_era_of_biosimilars_and_nanosimilars2015.pdf (2014, accessed September 2014).

-Christensen CM, Grossman JH and Hwang J. The innovator'sprescription.McGraw-Hill Books, 2009

- Crowley PJ and Martini LG. Formulation design: new drugsfrom old. Drug Discov Today TherapStrat 2004; 1: 537–542

- Cuatrecasas P. Drug discovery in jeopardy. J Clin Invest 2006;116: 2837–2842, http://www.jci.org/articles/view/29999(accessed 12 February 2011).

-Deloitte. Measuring the return from pharmaceutical innovation 2013, http://www.deloitte.com/view/en_GB/uk/research-andintelligence/

deloitte-research-uk/deloitte-uk-centre-for-healthsolutions/pharmaceutical-innovation-2013/index.htm (2013, accessed June 2014).

- Ding M, Songting D, Jehoshua E, et al. Portfolio managementin new drug development. In: Ding M, Eliashberg J andStremersch S (eds) Innovation and marketing in pharmaceuticalindustry. Springer, 2014, pp.83–118.

-DiMasi J, Hansen RWand Grabowski HG. The price of innovation:new estimates of drug development costs. J Health Econ2003; 26: 151–185.

- FDA. Innovation or stagnation – challenge and opportunity onthe critical path to new medical products, http://www.fda.gov/downloads/ScienceResearch/SpecialTopics/CriticalPathInitiative/

Critical Path Opportunities Reports/ucm113411.pdf (March2004, accessed 10 January 2011).

- Garnier JP. Rebuilding the R&D engine in big pharma. Harvard Business Review, May 2008, 1–8.

-Gassmann O, Ziegler N, Ru¨ ther F, et al. The role of IT formanaging intellectual property – an empirical analysis.WorldPatent Inform 2012; 34: 216–223.

-Gill P, Stewart K, Treasure E, et al. Methods of data collection in qualitative research: interviews and focus groups. Brit Dent J 2008; 204: 291–295.

-Gilbert J. Rebuilding, big pharma's business model. INVIVO, The business and medicine report, vol. 21, no. 10, www.ucl.ac.uk/wibr/. . ./rebuilding_big_pharma.pdf (2003, accessed June 2014).

- Hall BH and Lerner J. The financing of R&D and innovation.NBER working papers 15325. Cambridge, MA: NationalBureau of Economic Research, 2009.

-.Hamburg MA and Collins FS.The path to personalized medicine.NEngl J Med 2010; 363: 301–304.

- HSBC, Global research, Healthcare, India Pharmaceuticals. Generics are evolving, by GirishBakhru and Nam Park, Report, 2013.

-Hu M, Schultz K, Sheu J, et al. The innovation gap in pharmaceutical drug discovery & new models for R&D

success. Kellogg School of Management, http://www.kellogg.northwestern.edu/biotech/faculty/articles/newrdmodel.pdf (12 March 2007,accessed September 2013).

-Invention reinvented, perspectives on pharmaceutical R&D, McKinsey publication, www.mckinsey.com/_/media/mckinsey/. . ./rdemergingmarkets.ashx (2010, accessed June 2014).

-Juliano RI. Pharmaceutical innovation and public policy: the case for a new strategy for drug discovery and development.

-Kaitin KI and Slater E. Explaining the drug drought, Pharmaceutical Executive, September 2010, http://pharmexec.findpharma.com/pharmexec/article/articleDetail.jsp?id¼687358&sk¼&date¼&pageID¼2 (accessed 14 January 2011).

- Kermani F. Generic companies: aspiring to innovate. J GenericMed 2004; 1: 336–346.25.

- Kinaz S. Transforming pharma R&D in 2014: think outside the firm, http://www.capgemini-consulting.com/blog/acceleratinglife-sciences-transformation/2014/05/transformi (2014,accessed June 2014).

-Kola L and Landis J. Can the pharmaceutical industry reduce attrition rates? Nat Rev Drug Discov 2004; 3: 711–715.

- Kim HR. Formulation of a success model in pharma R&D. Sage open access journals, http://classic.sgo.sagepub.com/content/4/1/215824401452 7986.full (2014, accessed June 2014).

- Labov W and Fanshel D. Therapeutic discourse: psychotherapy as conversation. New York: Academic Press, 2011, 1977.

- Le Masson P, Weil B and Hatchuel A. Strategic management of innovation and design. Cambridge: Cambridge University Press,2010, pp.157, 160.

-Loilier, T., & Tellier, A, 2011. Que faire du modèle de l'innovation ouverte?.*Revue française de gestion*, (1), 69-85.

-Modern marketing for pharmaceutical industry, eloqua, White paper, http://www.eloqua.com/resources/white-papers/modernmarketing-for-pharmaceuticals.html (2013, accessed May2014).

- Mahajan MM. The emergence of new R&D paradigms in the Indian pharmaceutical industry: post TRIPS period. J Intellect Property Rights 2011; 16(4): 321–329.

- Maglennon S. Remodelling pharmaceutical R&D and the role of regulatory affairs.Regulat Rapporteur 2012; 9: 5–9.

-Massachusetts Institute of Technology (MIT). ‘‘NEWDIGS’’new drug development paradigms catalyzing the transformation of healthcare innovation, pp.1–29, http://cbi.scripts.mit.edu/wp/wp-content/uploads/2011/04/MIT-NewDigs-White-Paper-20100118.pdf (January 2010, accessed 20 January2011).

-Munos B. Lessons from 60 years of pharmaceutical innovation. Nat Rev Drug Discov 2009; 8: 959–968.

- Ofek E and Sarvary M. R&D, marketing, and the success of next-generation products. Mark Sci2003; 22: 355–370.

-Paul SM, Mytelka DS, Dunwiddie CT, et al. How to improveR&D productivity: the pharmaceutical industry's grand challenge.Nat Rev Drug Discov 2010; 9: 203–214.

-Pharma 2020, Supplying the future which path will you take? APWC publication, http://www.pwc.com/gx/en/pharma-lifesciences/pharma-2020/pharma-2020-supplying-the-future.jhtml (accessed June 2014).

-Personalized health care: pioneer, partnership, progress, http://medicalcenter.osu.edu/pdfs/cphc/USDHHS_White_Paper_PHC.pdf (2008, accessed June 2014).

- Pope C and Mays N. Qualitative research in health care, 3rd ed.Oxford: Blackwell Publishing, 2006.

-Prugnaud, Jean-Louis, Trouvain J H, 2011, Les Biosimilaires, Analyse complète du cadre juridique et réglementaire, Springer Edition, ISBN 978-2-8178-0036-3

-Rees HG. A new model for product development. Chem Today 2011; 29: 22–24, http://www.pharmaflowltd.co.uk/blog/wpcontent/uploads/2011/05/Chem_Today_Jan_Feb_2011.pdf(accessed 8 March 2011).

-Reinventing biopharma: strategies for an evolving marketplace. The value challenge.Economist Intelligence Unit, 2012.

-Sandmeier P, Morrison PD and Gassmann O. Integrating customers in product innovation: lessons from industrial development contractors and in-house contractors in rapidly changing customer markets. Creativity Innovation Manage 2010; 19:89–106.

-Snyder K. Independent expenditures on R&D and marketing in pharmaceutical enterprise. In: Presentation at international health economics association annual meeting, USA, July 2007.

-Scherer FM. The link between gross profitability and pharmaceutical R&D spending. Health Affairs 2001; 20: 216–220.

-Stegemann S, Klebovich I, Anta I, et al. Improved therapeutic entities derived from known generics as an unexplored source of innovative drug products. Eur J Pharm Sci 2011; 44:447–454.

-Snyder S and King A. Joint determination of prices, R&D and marketing expenditure in the pharmaceutical enterprise: a theoretical model of profit maximizing behavior. Martindale Center Working Paper, November 2007.

- Smith B. The future of pharma. Wey Court East, Surrey, UK:Gower Publishing, 2011.

-Schwaninger M and Janovjak M. Model-based management:a systemic approach from the pharmaceutical industry, discussionpaper, https://www.alexandria.unisg.ch/Publications/47751(2008, accessed June 2014).

-Sorescu AB, Chandy RK and Prabhu JC. Sources and financial consequences of radical innovation: insights from pharmaceuticals. J Market 2003; 67: 82–101.

-Tesar G. Changing paradigm of pharmaceutical marketing, http://www.hmccr.cz/node/228 (2011, accessed June 2014).

-Teece DJ. Business models, business strategy &innovation. Long Range Plann 2010; 43: 172–194.

-.Zaric G. Difficult choices—an introduction to cost effectiveness analysis.

Ivey School of Business Note 910E07, 2010.

Du même auteur

BAREI Fereshteh (2018), Numéro spécial en « Aging challenges in a digital world », sera publié en Australie, journal of Ageing Science, l'ouvrage collectif

BAREI Fereshteh (2018), "Value added medicines, is there any room between Market access and patient centricity?" International Journal of health care and pharmaceutical Marketing, emerald, UK

BAREI Fereshteh (2016), "Where does the value of value-added medicines come from?" Gabi Journal

BAREI, Ross, (2015), "Refinement of the supergeneric concept, Semantic challenges for product re-innovation", Gabi journal, published June 2015, en line version available since March 2015

BAREI, Le Pen, (2014), "Refocusing on R&D model or redefining marketing strategy? anticipating sustainability for generic pharmaceutical industry", Journal of Medical Marketing, November 2014

BAREI Fereshteh (2014), Book chapter, "Sustainability in health care systems, disease management and value proposition", 2015 **Springer** edition, Switzerland

BAREI Fereshteh, Le Pen C, Simoens S,(2013) « The generic pharmaceutical industry moving towards re innovation », Gabi journal, Generics and Biosimilar Initiatives.

BAREI Fereshteh, « The assessment of Innovation in Generic pharmaceutical Industry: a qualitative review », September 2012, www.Newpharmathinkers.com

BAREI Fereshteh, 2014, "From Basic Similarity to Simplified Innovation - Biosimilaras and biobetters", Publication june 2014 contract pharma

BAREI Fereshteh, (2013), "From Output to Outcome: Measuring the Productivity of Pharmaceutical Innovation" Publication December. 2013, www.pharmaevolution.com

BAREI Fereshteh, (2013), "Pathways to Innovation, Generics and Hybrids », publication november. 2013, www.pharmaevolution.com

BAREI Fereshteh, (2013), « Business model innovation dans l'industrie pharmaceutique : Value proposition by QbD », MTI, Mangement, technologie and innovation Review

Barei Fereshteh, Le Pen C, Simoens S (2012), "From Biosimilars to Biobetters, why take an innovative pace?", Journal de Farmeconomia, Health economics and therapeutic pathways,

BAREI Fereshteh, « L'industrie pharmaceutique Générique à l'étape de l'Innovation », publié au Cahier de recherche ESC, September 2011

BAREI Fereshteh (2006), «Japanese Generic Market, a long way between success and resistance», Journal d'Economie Medical, n°1, volume 24

BAREI Fereshteh (2006), "Polish pharmaceutical market, the Transition challenges", Journal polonais de santé publique. Polityka Zdrowotna, 2006, ISBN: 1734-221X

Table des matières

Structures éditoriales du groupe L'Harmattan

L'Harmattan Italie
Via degli Artisti, 15
10124 Torino
harmattan.italia@gmail.com

L'Harmattan Hongrie
Kossuth l. u. 14-16.
1053 Budapest
harmattan@harmattan.hu

L'Harmattan Sénégal
10 VDN en face Mermoz
BP 45034 Dakar-Fann
senharmattan@gmail.com

L'Harmattan Cameroun
TSINGA/FECAFOOT
BP 11486 Yaoundé
inkoukam@gmail.com

L'Harmattan Burkina Faso
Achille Somé – tengnule@hotmail.fr

L'Harmattan Guinée
Almamya, rue KA 028 OKB Agency
BP 3470 Conakry
harmattanguinee@yahoo.fr

L'Harmattan RDC
185, avenue Nyangwe
Commune de Lingwala – Kinshasa
matangilamusadila@yahoo.fr

L'Harmattan Congo
67, boulevard Denis-Sassou-N'Guesso
BP 2874 Brazzaville
harmattan.congo@yahoo.fr

L'Harmattan Mali
Sirakoro-Meguetana V31
Bamako
syllaka@yahoo.fr

L'Harmattan Togo
Djidjole – Lomé
Maison Amela
face EPP BATOME
ddamela@aol.com

L'Harmattan Côte d'Ivoire
Résidence Karl – Cité des Arts
Abidjan-Cocody
03 BP 1588 Abidjan
espace_harmattan.ci@hotmail.fr

L'Harmattan Algérie
22, rue Moulay-Mohamed
31000 Oran
info2@harmattan-algerie.com

L'Harmattan Maroc
5, rue Ferrane-Kouicha, Talaâ-Elkbira
Chrableyine, Fès-Médine
30000 Fès
harmattan.maroc@gmail.com

Nos librairies en France

Librairie internationale
16, rue des Écoles – 75005 Paris
librairie.internationale@harmattan.fr
01 40 46 79 11
www.librairieharmattan.com

Librairie l'Espace Harmattan
21 bis, rue des Écoles – 75005 Paris
librairie.espace@harmattan.fr
01 43 29 49 42

Lib. sciences humaines & histoire
21, rue des Écoles – 75005 Paris
librairie.sh@harmattan.fr
01 46 34 13 71
www.librairieharmattansh.com

Lib. Méditerranée & Moyen-Orient
7, rue des Carmes – 75005 Paris
librairie.mediterranee@harmattan.fr
01 43 29 71 15

Librairie Le Lucernaire
53, rue Notre-Dame-des-Champs – 75006 Paris
librairie@lucernaire.fr
01 42 22 67 13

www.ingramcontent.com/pod-product-compliance
Lightning Source LLC
LaVergne TN
LVHW051359061026
849535LV00009B/3266